癌・難病におさらばする、

決定版養生法

寄井鴻一
Yorii Kouichi

たま出版

はじめに

大都会、それはかつて若者たちにとっては非常に魅力的であり、刺激的で、将来の自分たちの夢をかなえてくれる、理想の場所であった。

若者たちは、あこがれと希望と期待を持って、胸を膨らませ、地方より東京・大阪などの都会へと出ていった。

ほとんどの若者は会社に就職して、事務職などで、ビルの中でおおかたの時間を過ごす。朝は早く家を出て、帰宅は遅い、太陽に当たる時間はほとんどなく、あまり歩くこともない、デスクワークが主である。また食事も偏ったり、ストレスの重圧もある。それが三十年、四十年と続く……。

農村で農業や林業を営んでいる人々や、海で漁業に携わっている人々と比べてみると、明らかに何かが違う。――同じ日本人でも全く別の人種みたいである。

都会のビルの中で仕事をしている人々は、どちらかと言えば、色白、ひ弱な感じ。自然の中で仕事をしている人たちは、よく日焼けしていて、色黒であり、筋骨たくましく、健康的な印象を受ける。通勤電車の行き帰りに目にするのは、疲れ切った顔、生気はほとんどない、精神的に、神経的に、疲れている人々が多々いる。また、病気を患っている人も多く、無理をして仕事をし続けていたり、仕事に追われ、多忙で、自分の健康のことも顧みる間もなく、知らず知らずのうちに病気が進行し、取り返しがつかない状態にまで病状が悪化している場合も多い。家庭においても、生活習慣や生活環境の変化も、その大きな要因となっている。昔の自然の生活から、人工的なもの、化学的なものへと激変した社会が生み出した『現代病』ではなかろうか。

現在、癌・心臓病・脳血管疾患を合わせると死因の約六割を占めていて、悪性新生物、脳血管疾患、虚血性心疾患、糖尿病、高血圧性疾患という生活習慣病の総患者数は、平成十七年の患者調査で、高血圧性疾患七百八十一万人、糖尿病二百四十七万人であり、悪性新生物、脳血管疾患、虚血性心疾患を合計すると約千四百万人である。その十八年度医療費は、悪性新生物二・五兆円、高血圧性疾患二・二兆円、脳血管疾患一・九兆円であり、糖尿病、虚血性心疾患を合わせて合計八兆三千六百九十九億円に上ると推計されていて、これらの疾患の発症・予後に関して、生活習慣が強く関連することが明らかにされている（注1）。また、生涯のうちに癌にかかる可能性は、男性が二人に一人、女性は三人に一人と推計されている。そして、その数字は、特に都会で生活しているサラリーマン・ＯＬ・定年後の人たちが大部分を占めているのである。

私はここに、あえて『現代病』と書いた。それはなぜか、では昔にこんなに病気があったのかと、自問自答しながら、やはり違う、何かが狂ってきている、それは何かと言えば、大都会という環境の中で、レールに乗ってただただ暴走し続ける企業の一歯車として働き、やがて消耗して捨て去られる部品のようだ。それに気がついたときは、既に時遅しで、心身共に病んでしまって、もうどうにもならない状態になってしまっているのではないだろうか。

そして気がつく、「ああ、もっと健康に関心を持っていたら、こんな病気にならなかったのに」「なぜ病気にならないように健康づくりをしてこなかったのだ」と……。

『男が二人に一人、女が三人に一人が癌にかかる』と厚生労働省は発表している——ということはほとんどの人が癌の苦しみを味わって死んでいくということなのか？　なぜ現代医学はここまで無能なのだ。新政権になって厚労省は新しく『総合医療』ということを言い出した。西洋医学と、鍼・灸・漢方薬・導引・按摩などの東洋医学を融合させた医療の方法を模索しようということだが、私には『全く次元が違う話』としか思えない。

なぜ治療の方向にしか目がいかないんだろう。それでは後手後手ではないか、病気にならないような方法、癌や成人病などの生活習慣病にならない予防法・健康づくりの実践方法を研究する専門の機関を作るべきではないか。

病気のほとんどは、自分が作るものである。それは、年を取ったり、無理をしたり、食事が間違っていたり、環境が悪かったり、ストレスを受けたり……といろいろな原因はあるが、それらによって気分がすぐれなかったり、気力がなくなったり、疲れやすくなったりと、病気の症状が出てくる。それはすでに内臓からの病気の信号が出ているので、やがて内臓疾患や成人病・癌などの病気へと進行していくからである。

ではどうするか。一言でいえば『自分のことは自分で治せ』である。病気をしないように体力・自然治癒力を高めて、先々の健康作りを実践することしかない――生かすも殺すも自分の身体だからであるから、苦しんで生きるのも、壮快に充実した人生を送るのも、また、自分自身の行いの結果である。

もともと人間は自然の一員である。

人間も、動物も、植物も、同じ次元で考えなければならない。お互いに連携を保ち、助け合って生きているからである。

自然の中で生活しているアフリカの原住民には、都会に多い病気――心臓病・大腸癌・糖尿病など、三十種以上の病気がほとんどないと言われている。便秘をする人がいるだろうか、ノイローゼ、自律神経失調症、不眠症があるだろうか、ほとんどないだろう。都会人にはわんさといる。
私は現代病の中でも、特に、都会の女性に多い病気——冷え症、肥満、貧血、子宮筋腫、卵巣嚢腫、乳癌、不妊、骨粗鬆症やリウマチ、大腸癌、高血圧症、パーキンソン病、自律神経失調症、脳梗塞など、今の現代医学で治りにくい難病を中心に、ここに十二の治験例を、私の三十年の治療体験、病理理論をもとに、『五つの基本原理』の実践によって、克服された患者さんたちを紹介する。
私の掲げる基本原理は、みな当たり前のことで、誰でもがよく知っていることではあるが、『現代病』で苦しんでいる人々は、あまりその恩恵を受けてはいない、ほど遠い生活をしている。
その内容は、
一 すべての生物は太陽に生かされている（太陽の陽気が生命を育んでいる）
二 すべての生物は自然に順応して生きている（自然に沿った生活）
三 人間は動物である（よく歩き、身体全体をよく動かす）
四 人間は食べ物を食べて生きている（大自然に育った生気のある動植物）
五 人間は呼吸をして生きている（大自然の気を吸入する）

生活習慣が強く関連すると言われる、癌、高血圧症、糖尿病、脳疾患、心臓病は、特に『都会型』で、そこで働く人々や、その定年後の人たちが、私の掲げる『五つの基本原理』に沿った生活をしてこなかったから、その結果として発病し、生命の危機を迎えることとなる、と推測する。

だから、ここに治療法があるわけで、『自分で病気の環境を作ったから、その環境を自分で打ち壊すこと』である。生活習慣を百八十度変えたら改善できる。

他人まかせで、「先生、治して」と病院へ行っても、それは虫がよすぎる話ではないだろうか。それではいくら名医と言われる先生方がたくさんいても、先生方が一生懸命治療をしても、片方で悪いことばかりしていたのでは、どだい無理な話ではなかろうか。

自分の病気は、自分で治す。病気にならないように先々の養生をする。そのためには身体を精神的にも、肉体的にも、鍛えることである。

その方法を二章・三章で東洋医学の基礎理論や、古典医学書『素問』・未病の考え方・食べ物養生法・呼吸法などから、あなたの真の健康を模索し、作り上げていただければと思っています。

この書が皆様方の健康作りに少しでもお役に立てれば幸いに存じます。

目次

第一章　基本原理の五つの柱

1　現代病の起因

私たちが都会で仕事や生活をするようになって、自然の中での生活はほとんどなくなっている。仕事に追われ、忙しく、企業の歯車の一部品のように、ただただ働き続け、人生の大半を過ごす。そこには太陽に当たらない、コンクリートの部屋の中で、道路も舗装されて土もない。交通機関も発達して歩くことも少ない。椅子に座って、手先と目・耳・口・頭だけが苛酷なほど、黙々と働いている。身体の大半は動いていない。汗をかくほどの動きもない。コンピューターなどの機械に囲まれた無機質の世界の中である。

現代社会は科学の世界で、すべてが生命のない世界である。都会で生命があるものは、わずかな街路樹と公園の木や草花、それに、雀や鳩、烏ぐらいかもしれない。人間だけが異常なほどひしめいている。

そういう中で、都会の人間が、生命を維持できるだけの酸素の量が果たしてあるのだろうか、と思う。化石燃料を燃やして、大量に酸素を消費し、CO_2に変え、温暖化をもたらすほどの酸素の消費量は、私たちの生命を脅かしているのではなかろうか。

大都会には酸素の発生源はほとんどないに等しい。酸素は大自然の森林で大部分のものは作られるが、その森も人間によって、どんどん消滅している。

本来、生物の生命活動は、自然の営みの中で、お互いに助け合い、相殺しながら、バランスの上に成り立っている。都会人だけが異常なほど、自然から離れ、科学によって作られた無機質の中で生活し、脱落していっている、と思う。

そういう中で、本当に生きていけるのであろうか、健康を維持できるのだろうか。──結果は「ノー」である。すべてが病んでしまうだろう。健康などありえない。だから私はあえて『現代病』と言う。現代病のすべては自然に逆らった生活をしてきた結果であり、だから、自然に順応して生活することによってのみ、健康は保たれるものである、と。

食べ物も、自然のものから人工的なものへ、加工食品が増え、そこには、薬品が多種多様に大量に使用されていて、その害毒も現代病の起因の一つになっていることは否めない。

人間の身体の中で、化学薬品を処理する能力が、果たしてあるであろうか？　自然界にある毒の大半は、肝臓の解毒作用や汗・尿・大便などで排せつされるだろうが、新薬や食品添加物などの化学薬品を処理する能力が本当にあるのかと考えたとき、それはないのではないかと思う。

自然界の野生の動物の世界では、食塩や砂糖・化学物質は全然食していないだろうし、人間だけが、特に『現代人』だけが、大量に食している。

食生活も、塩分や糖分などの摂り過ぎや、偏食・過食などの問題もある。
多忙・ストレス・運動不足・太陽にも当たらない日陰の生活なども原因となる。
これらの間違った現代生活を正すことが現代病を治す最善の方法であると思う。

2　基本原理の五つの柱

一　すべての生物は太陽に生かされている（太陽の陽気が生命を育んでいる）

二　すべての生物は自然に順応して生きている（自然に沿った生活）

三　人間は動物である（よく歩き、身体全体をよく動かす）

四　人間は食べ物を食べて生きている（大自然に育った生気のある動植物）

五　人間は呼吸をして生きている（大自然の気を吸入する）

3　治療と養生・実践法

①子宮筋腫で来院のA・Jさん・三十九歳

三年前の冬、彼女はKさんの紹介で私の養生院を訪ねてきた。

前日に来院の約束をしていて、その時間に彼女は来た。一時頃だったと今も覚えている。長身でスラッとしていて、美しい人だったが、顔色は異常に青白く、かつ黒ずんでいた。話す言葉も、弱々しくて覇気《はき》がない。不安そうな表情で、私に話し始めた。

「先生、私、子宮に筋腫があるの。生理痛がひどくて、生理の時、出血が多いので、大学病院で診てもらったら、卵大の筋腫があると、先生に言われました。あまり生理痛や出血がひどければ、手術をした方がいいだろうなと言われましたが、私、おなかを切るのはいやです。とても怖くて、切れるものではありません。でも、最悪の場合は、手術しかないですよね。その時は覚悟を決めますが、先生、切らずに治す方法はないでしょうか？　Kさんは卵巣嚢腫だったのを、きれいに、先生に治してもらったそうで、それで、先生のところを紹介してくれましたの。先生、切らずに治せるんだったら、私、一生懸命、治療に通います」

◎なぜなぜの医学

彼女との会話や表情の中から、彼女は良くなるなと直感した。彼女には向かってくるものがある。生活の養生ができる人だ。それなら私も気が入る。

そこで私は、なぜ、子宮筋腫になったのか、では、どうして治すのか、その方法を彼女に説明した。

「病気はほとんどの場合、自分が自分の身体に悪いことをしてきたから、その結果として病気になってしまう。自分の身体に良いことをしてこなかったから、その結果、悪くなってしまう。あなたの子宮筋腫の場合も全くそうだよ。だから、悪いことをやめて、身体に良いことをしたら、当然良くなるよね」

「そうですよね。一般的にはそうだと思いますけど、でも私、どんな悪いことを自分の身体にしてきたのか、全然わかりません。先生、どんな悪いことをしてきたのか、教えてください。身体に良いことって、どんなことがあるのですか?」

「そうだよね。これがわかれば、後は実行あるのみだ、ね」

「はい」

私はこれを『なぜなぜの医学』と言っている。

◎子宮筋腫になった原因

「なぜ筋腫になったのか、どうやって治すのかを、あなたにわかりやすく説明するよ。わかりにくいところとか、疑問に思うことはどんどん聞いてね」

「はい」

「私の治療法はね、食べ物の養生や生活の養生、足や背中のつぼや経絡を揉んで、血液や気の流れを良くしたりね、気功によって、気の流れを良くして、元気を回復させ、病気を治していくんだよ。週に二回治療においで」

「はい」

「じゃあ、なぜ子宮筋腫になったのかをお話しするよ。あなたは独身のOL、コンピューター関係の会社で、事務職だったよね」

「はい」

「朝早く家を出て出勤し、夜はかなり帰りが遅い。一日中、ほとんど座りっぱなしの仕事だよね」

「はい」

「目は疲れるし、肩は凝る。色が白いということは、お日様にもほとんど当たらない。ここに一つの原因があるんだよ」

「そうですか?」
「そうだよ。じゃ、なぜなぜで、お話ししようね」

【基本原理二】

◎すべての生物は太陽に生かされている

「すべての生物は太陽に生かされている。あなたもそうだよ。でも太陽を浴びることはほとんどない。朝は早く家を出て出勤して、夜は帰りが遅い。一日中部屋の中で、太陽に全くといっていいほど当たっていない。夏は暑いから、クーラーの中。

私は太陽の陽気が、すべての生物を生かし、育てていると思う。窓際の植木をよく見てごらん。どの草花も植木も外の明るい方を向いているよ。朝のうちは朝日がよく当たる。葉の表を日光に当てているのは、太陽の陽気を取り入れているからだよ。葉は受光器(ソーラーパネル)と同じ役目をしていると思うよ。明かりのない、真っ暗な部屋に、草花を置いていてごらん、絶対に枯れてしまうよ。人間も一緒で、皮膚から太陽の陽気を吸収していると思う。

人間も動物も植物も、この地球上に同じように生存しているので、同じ次元で考えると、みな太陽の陽気によって生かされているわけだから、あなたの場合も例外ではなく、全く同じで、太陽を無視して生きられるわけはなく、太陽の陽気不足が、あなたの身体を冷やし、冷えは特に下の方へ下っていくので、足や下半身に冷えが溜まってきて、その冷えのために、子宮も冷やされて、筋腫の一因となったと考えられる。

私のなぜなぜの説明をすると、身体の冷えた所には水分が集まってくる。その水は流れないで淀んで、腐ってくる。そこに菌のようなものが発生し、巣を作って、だんだん大きくなって筋腫となったと推測する。どう、理解できる？」

「はい」

古典医学書『黄帝内経素問《こうていだいけいそもん》』の話

「ちょっと難しい話をするけど、中国の最古の漢方医学書で、『黄帝内経素問』（詳しくは後述）という書物があって、その中の『四気調神大論篇《しきちょうしんたいろんへん》』（詳しくは後述）で、次のように説明しているよ。

四気とは春・夏・秋・冬の働き。春は温、夏は熱、秋は涼、冬は寒で、これらの四気の気候変化に従って、生気を調整し、生活しなければ、必ず病気になると言っているよ。

夏は朝早く起きて、太陽によく当たり、決して夏の暑さを嫌ってはいけない。逆らった生活をすると、心臓の働きが悪くなって、秋には風邪をひいたり、冬にはまた別の病気になるとしている。漢方の考え方は、夏の暑さが、心臓の働きを作っているとしている。

どうしてか、わかる？　こういうふうに説明するとわかるかな？　心臓だけが一生止まることなく、動いている臓器だよね。肺は息をやめると、動かない。心臓は動いているから熱を作る。つまり、体温。ウソだと思ったら、走ってきてごらん。心臓は速く動き、熱くなって、汗が出てくる。ね、だから、夏の暑さが心臓の働きを活発にして、作っているんだよ。

だから、太陽の暑さを嫌って、太陽の陽気が不足すると、当然冷えてきて、病気の原因の一つになる。あなたの筋腫の一因になっていると思うよ」


【基本原理二】

◎人間は動物である

「あなたは当然冷え症、だから、冷えからの病気になったんだよ。冷えの原因は、ほかにもたくさんあるよ。事務所ではほとんど、じっとしていて動き回らない、あまり歩かない、運動もほとんどしない。じっとしていたら、下から冷えてくるよ。熱は上に昇り、冷えは下に溜まる。冷えのぼせの状態になるよ。そうでしょう、あなたも冷えのぼせがあるでしょう？」

「ええ、そうです、確かにひどいです」

「人間は動物だよね。じゃあ聞くけど、あなたは自分を、動物だと思う？　私は『あなたは動物ではない』と、あえて言いたい。昔の人は動物で、ほとんどのサラリーマン・ＯＬは、動物ではないのでは？　と思う。よく歩き、よく運動をしている人は別だよ。事務所でじっとしている人だよ。動物とは『動くもの』、と書く。現代人は、昔の人の十分の一も動いていないだろうね。とすると、動物が動物でなくなってきている。当然、生きられないと思うよ。その前の段階が病気だと思う。

あなたの筋腫の原因の一つが、ここにもあると思うよ。前のところでも言ったけど、事務所で仕事をしているので、動いたり、運動したりしないために、冷えのために、水毒が溜まって、そこに菌などの作用で固まってきて筋腫を作ったと考えられる」

【基本原理三】

◎人間は食べ物を食べて生きている

「それに、あなたは、食べ物の間違いもしていると思うよ。身体を冷やす食物を、多く食べている。

当ててみようか、あなたが特に毎日のように好んで食べている食べ物を。

あなたは野菜が好きでしょう。特に生野菜をよく食べる。キュウリ・ナス・トマト・メロン・バナナ……などの夏野菜や果物をたくさん食べている。これらのものは特に身体を冷やすよ。どう？　図星でしょう」

「先生、どうしてわかるの？　私の好きな物ばかり……」

「それはね、今、あなたの顔色や声などから診断しているんだけど、あなたの冷え症から来る病気が、あなたの病気が進行し、悪化していっているときには、必ず、その悪くする食べ物を欲しがり、要求する——だから好きでたくさん食べる——だから病気もひどくなり、筋腫もどんどん大きくなっていくのだよ。

今まで長い間、身体を冷やす食べ物を中心にたくさん食べてきたから、その結果、下半身の方が特に冷えて、これが子宮筋腫の原因になったと思うよ」

冷えの性質

「あなたの子宮筋腫は、この『冷え』が一番の原因だと思うよ。冷える物は縮み、固まっていく性質がある。温めると緩んでくるよね。漢方の考え方では、『陰陽の法則』（詳しくは後述）として説明するけど、陰性の物は固まる方向へ——子宮筋腫も、陰性の性質の物が、何種類も集まって、固まってきたと考えられる。

ここで、子宮筋腫になった原因を整理してみようか。

第一に、太陽に当たる時間が、非常に少ないこと。第二に、運動不足と歩くことも少ないこと。第三に、生野菜や果物など冷やす食物の食べ過ぎ。第四に、自然に沿った生活をしていないこと。第五に、正しい呼吸のことだけど、後の二つはまだ言ってないので、これから説明するよ」


【基本原理四】
◎すべての生物は自然に順応して生きている

「第四の自然に沿った生活をしていないということは、やはりこれは自然の中で四季を実感して、享受するということだよね。春は春の養生法、夏・秋・冬、それぞれの養生法があって、それぞれの自然に順応して生きるということ。漢方では、春は肝臓・夏は心臓・秋は肺・冬は腎臓の気（働き）を作るとしている。逆らった生活をすると、病気をすると説いている。

それに、昼と夜を、陽性のもの、陰性のものとして説明しているけど、あなたは夜型、夜中の一時頃まで起きているだろう。これも陰性の性質で、固まる病気の一因だよ。

食べ物も、それぞれ季節の旬のものを、生きたものを食べることだよ。生きたものは気があるから、陽性のもので、死んだものは気がないから、陰性のものだ。だから精白したもの、漂白したもの、加工食品は生きたものではないよね。

例えば、玄米は生きている。水に浸けておくと芽が出てくる。大豆も小豆も、ジャガ芋も、玉葱も牛蒡《ごぼう》も、大根も、生きているよね。魚もできるだけ、新しいもの、卵も有精卵の方がよいよね。死んだもの、加工食品は陰性の物で、固まる性質があるから、あなたの子宮筋腫には絶対だめだよ。あなたも、手軽で便利だから、これらの物をよく食べていたのではないの」

「先生、そう言われると食べ物って、本当に怖いものなんですね。ただおいしくて、見た目によくて、手軽なものをあまり気にもしないで買って食べていたようで、これからは本当に生きた、生命のあるものをできるだけ食べるように改めていきます。旬のものって大事なんですね」

「今、急に思い浮かんだから、別の話を少ししようかな。コンクリートミキサー車があるよね。車のエンジンをかけて、セメントと砂と砂利を容器の中で混ぜるように動かせているると固まらない。動く力は陽性の気だよ。ところがエンジンを切って、そのままにしておくとすぐ固まってくる。おもしろいよね。命のないコンクリートも、動いている時は、生きているような状態で固まらない。動くのをやめたら陰の気だけだから、すぐ固まってしまう。また、動物など生きている時は柔らかいけど死ぬと硬直して固まってくるよ」

「そうですね。生きたもの、死んだもの、先生の言われる陽性のもの陰性のものの考え方が、私にもやっとわかってきました」

「もう一つ、大事な話をしようか。漢方用語で『流水は腐らず』という言葉があるよ。流れている水は絶対に腐らない。でも淀んでくるとすぐ腐ってしまうということだけど、これは本当に大事なことで、あなたの子宮筋腫もこれで説明ができるよね。前にも言ったけど、それはね、もう一度言うと、冷えが下の方に、どんどん溜まってきてね、そうすると、冷えた所には水が集まってくる。その水が淀んで、流れなくなり腐ってくる。そこに、菌が入り込んで、巣を作って、どんどん固めてくる。これが筋腫とか、癌の元となっていくのではないだろうか。

漢方では、生きた水を『津液《しんえき》』（詳しくは後述）と言い、死んだ働きをなくした水を『水毒《すいどく》』（詳しくは後述）と言って、分けて考える。だから、この水毒を取り除き、水をきれいに流れるように治療する。人間の体の七～八割は水分だよね。この水を流れるようにしているのは、気の働きだよ。次の第五のところで、気の説明もしようね」

【基本原理五】

◎人間は呼吸をして生きている

「Ａ・Ｊさん、本当に良い呼吸をしている？」

「エッ、先生、それなんですか？」

「良い呼吸と、悪い呼吸の違いわかる？」

「いいえ、わかりません。考えたこともないです」

「そうだよね。生まれた時から、ずうっと呼吸をしているわけだから、急に言われても、何のことかわかりにくいよね。でも、この呼吸の仕方が、あなたの子宮筋腫の原因の一つになっていると思うよ」

「それはどういうことですか」

「あなたはあまり運動もしない。歩くことも少ない。事務職で、じっとしていることが多い。当然、呼吸は浅い呼吸になる。したがって、深い呼吸はしていない。ということは、肺もあまり開かない。


思い切り走ってきてごらん。息苦しくなり、ハァハァ言って、空気をいっぱい吸おうとして、肺は大きく、速く動くよ。つまり、急いだために、血液中の酸素の量が少なくなったので、それを補おうとして、肺が大きく動いて、酸欠をなくそうとするんだ。そして血は燃えたぎってくるので、身体は熱くなる。例えてみると、鍛冶屋の鞴《ふいご》、送風機みたいなものだよ。空気を送ると、勢いよく物は燃え出す。熱を生み出しているんだよ。

ところで、あなたは、あまり良い呼吸をしているとは言い難いよね。呼吸の仕方が弱いから、酸素の量が不足して、酸欠の状態だから血は燃えたぎってこないから、身体は冷えてくる。そればかりではないよ。不完全燃焼ということは、一酸化炭素のような、有害な物質を生産しているかもしれないよね。

胃や腸で消化吸収された栄養は、血液の中に入っていき、肺から吸入された酸素と一緒になって、混じり合って燃え、熱を生み出すんだよ。あなたは、この運動不足からくる浅い呼吸のため、産熱の不足によって、冷えが生じ、冷えは下の方へ溜まり、そこに水が集まり、水毒となり、菌が巣を作り、筋腫が出来たと私は思うよ。他にも、脂肪とか、その他の有害物質も一緒になって、子宮筋腫を作っていると思う。

また余分な話をしようか。昔、若かりし頃の話だ。四十三年前、当時二十五歳、その頃車が欲しくてね。でもサラリーマンの安月給では、なかなか車どころではなかった。おんぼろの中古車を買って、乗り回していたけど、山道を走ると、オーバーヒートしてエンジンは止まってしまうありさま。ある時、吉野の山奥に、渓流にいるアマゴ（注2）を釣りに出かけた。町の中を走っている時は、車の後から真っ黒い煙を吐いて、バリバリ大きな音を立てて、その割には力もなく、スピードも出なかった。そんな状態で、吉野の山道を上っていった時、ふと気がついた。エンジンの音が静かで、力強く車は上っていくではないか。後を見ると、今までの真っ黒い煙は吐いてない。こりゃ何じゃ、と考えてみて、ハッとした。

町の中では空気・酸素が少なかったのだ。山奥には酸素がいっぱいあるから、完全燃焼しているんだ。大発見だったよなあ。つまり、町の中では一酸化炭素、山の中では二酸化炭素、山や海ではオゾン。一酸化炭素はOが一つ、二酸化炭素はOが二つ（O_2）、オゾンはOが三つ（O_3）、という化学式が浮かんできたよ。

つまりね、これは何を言いたいかというと、『あなたの子宮筋腫の説明になる』ということ。物、つまり炭素は、酸素が十分あって燃え、酸素が不足すると、一酸化炭素が発生して、有害になって、吸い過ぎると死に至る。都会では、車や工場などでたくさんの酸素を燃やしている。ものすごく酸素の量は不足していると思うよ。家庭でもガスやストーブなどで、大量に酸素を消費している。

あなたはビルの中で、弱い、小さな呼吸しかしていないために、酸素の吸入量は絶対的に不足しているはずだ。顔の色は血の色だよね。ちょっと引っかいてみても、血は出るよね。あなたの顔色は異常に白い。これは血が少なくて、薄く、貧血の状態。それに黒ずんでいる。これは血が完全に燃えてないからだよ。

昔の子どもは外でよく遊び、真っ赤なほっぺをしていたよ。『りんごのようなほっぺ』とよく言っていたけど、今の都会の子どもたちにはあまりいないよね。

どう、あなたの子宮筋腫が出来た原因、私の今までの説明で、理解できた？　反論できる？　おかしいところとか、わからないところはないかな？」

「先生のお話、とってもよく理解できました。つまり、先生の言われる、五つの基本原理、もっともだと思います。当たり前のことで、知っているようなことが、全然わかってなく、何にもやってなかったから、当然、子宮筋腫になったのですね。『太陽をしっかり浴びること』、『動物のように、走り回ったり、動き回ったりすること』、『生きた、生命のある旬の食べ物を食べること』、『自然に沿った生活、つまり、海や山へもできるだけ行くこと』、そして『意識して、深い呼吸をすること』ですよね」

「さすがだ、よく理解できたね。そうだよ、これから一つ一つしっかり実践して、あなたの子宮筋腫を、自分の力で治すんだ。おなか切るのは嫌だよね」

「先生、切腹はいや、絶対切りたくない。一生懸命がんばります」

「これからは呼吸法も教えるし、足や背中のつぼや経絡を揉んだり、気を入れたりして治療をしていくよ」

Ａ・Ｊさんは一生懸命がんばった。もちろん、治療にはほとんど休まないで来た。三年ほどかかったが、今はほとんど良くなっている。卵大ほどあった筋腫も、一センチくらいにまで小さくなっているとのこと。生理痛や異常出血は六カ月くらいでなくなり、貧血も、冷え症も、すっかり治っている。何よりも喜んでいることは、顔色が良くなり、つややかで、きれいな肌色になって、とっても嬉しいとのこと。昔の異常に白い顔色と黒ずんでいた肌の色は、今は完全になくなっている。

Ａ・Ｊさんが実践した養生法

彼女との約束事の第一は、早起き、早寝。夜は十一時までに寝ること。いつも一時頃寝ていたのを、二時間早く寝て、二時間早く起きてもらった。最初は「それは先生、無理やわ。絶対無理、無理。仕事の帰りは遅いし、食事を作って食べて、後片付けして、風呂に入って、洗濯して……」なんて言っていたけど、「できるだけ朝に回して、早く寝たら」と言ったら、だんだんできるようになった。

第二の約束事は、朝一番に近くの公園へ行き、太陽に向かっての挨拶、「私を健康にしてください。子宮筋腫を治してください」とお願いをする。そして太陽に向かって呼吸法を十〜十五分すること。それから早足で、少し汗ばむくらい、十〜二十分歩いてくること。

第三の約束事は、朝食をしっかり食べること。ご飯は胚芽米を炊いて、おかずは大根・人参・牛蒡《ごぼう》・蓮根《れんこん》・山芋などの根菜類をたくさん入れたみそ汁を食べること。

第四の約束事は、いつも意識して、深呼吸をすること。

第五の約束事は、休みの日には、できるだけ、ハイキングや山歩きをして、自然の空気を吸うこと。

これらのことを、彼女はよく守って実践し、ハイキングの会にも入って歩き回っているそうで、時々来ては話をしてくれる。

②骨粗鬆症のF・Yさん・五十八歳

彼女は最初に腰痛がひどいと言って私の養生院を訪ねてきた。腰が折れ曲がるくらいに丸くなっていて、神経に当たって痛いんだろう。とにかく揉んで背骨や腰の骨を伸ばすしかない。揉むことによって筋や骨の関節も緩んで、血行も良くなるから痛みも和らいでくる。

独身の彼女は現在まで同じ会社で事務の仕事をしている。仕事の帰り、毎週木曜日に治療に来た。ある日、

「先生、私、骨粗鬆症があるの。だいぶひどくて、骨量が四〇％でエックス線に骨も写り

にくいの。お医者さんに何年も行って、痛み止めとカルシウム剤をもらって飲んでいるの。でもなかなか良くなってこないの。先生、何か食べ物の養生とか生活のことで良くする方法はないですか。先生は看板を治療院としないで『養生院』としているんだから、何か特別な養生法を教えてくれるんじゃないですか」

「そうだよ、治療はするものではないと、私は根本的には思っているよ。ほとんどの人が、どこか悪くて、先生『治して』とくる。違うんだよね。治してもらおうと思ってくる人はほとんど完全には治らないだろうね。なぜって『病気は自分が作るんだ』だからね。まず悪いことをやめなければならないよね。自分が身体に悪いことを長い間してきた結果が今の病気だからね。身体に良いこともいっぱいあるから、どんどんやることだよ。あなたみたいに何か他に食べ物の養生とか、生活のこととか聞いてくる人はほとんど良くなってくる。だから私は皆さんに『なぜ、なぜで考えてごらん』と言う。必ず病気になった原因があるんだよ。なぜなったのか、じゃあどうして治すのかといろいろ考えることだよ。私はその方法を、大昔の中国の古典医学書や、大自然の営みの中から学んだ。もちろん背中を揉んだり、足を揉んだり、気を入れたりの治療はするけどね。根本的には皆さんに生活の養生を徹底してやってもらっている。だから良くなるんだよ。いくら良くなるように治療して治そうとしても、そちらの方で悪くなることばかりしていたら全然だめだよね。

ほれ、窓の上の額を見てごらん。『養生は最高の治療法・健康法』と書いてあるだろう。これは私の永遠のテーマで、先々に養生していれば病気にもなりにくいだろうし、治療の必要もなくなってくるということだよね」

◎なぜなぜの医学

「じゃあ、なぜ、あなたは骨粗鬆症になったの？　原因があるはずだよね。

私は原因をこう分析する。『まず、事務職だから座りっぱなし、次に太陽にも当たらない、歩かない、運動しない、食物も偏っている、呼吸も浅い、寝るのも遅い』、これらが原因だよ」

私は彼女に『私の五つの基本原理』を詳しく説明した。

「先生、そうですよね。そう言われると本当にそうだと思います。毎日のことで当たり前のことで、全然気がついていなかったんですね。全然だめですね。でも生活習慣変えるのは難しいですね。でもやってみます」

「よっしゃ、それで必ず良くなってくる。がんばるんだ、続けると人生が楽しくなるよ。喜びが湧《わ》いてくるよ。

ところで聞くけど、骨は何で出来ている？　どうして作るの？　こうみんなに聞くと、決まって『カルシウムで出来ている』と答えが返ってくる。それだけ? とさらに聞くと、『ううん?』と返事がくる。違うよね。骨の組成を調べてみると、骨は蛋白質とカルシウム、リン、マグネシウム、ビタミンA、ビタミンCが一定の比率で組み合わされて出来ているんだよ。だからこれらの栄養もバランスよく摂らなければならないよね。そして骨を作るためには骨を食べるのが一番いいよね。

私はよく釣りに行くから、魚の中骨を圧力鍋で炊いてよく食べているよ。だから骨はしっかりしている。骨をたくさん食べることだよ。骨せんべいとか小魚の干したものとか、しっかり食べることだね。それに一番大事なのは太陽にしっかり当たることだ。太陽に当たらなかったら骨は出来ないよ」

F・Yさんが実践した養生法

朝は一時間早く起き、庭に出て太陽に向かって呼吸法を行った。だいぶ深い呼吸ができるようになったとのこと。朝食もパン食をやめて、私の言う胚芽米にして、おかずに小魚をできるだけたくさん食べるようにしたとのこと。通勤もバスで駅まで行っていたのをやめて、行き帰りを歩いているとのこと。昼は弁当を持っていって、会社の近くの公園に行って、太陽を浴びながら食べているとのこと。そして三十分ほど早足で散歩しているとのこと。いろんな良いことをたくさんすることによって、さらに効果は上がる。骨は負荷をかけることで強くなる。骨量も正常値まで回復してきたとのことだった。

③リウマチのT・Sさん・六十八歳

彼は私のところに治療に来るようになって十五年になる。大きな会社に勤めていたが、定年を迎え、その後も今日まで週に一回必ず来る。彼もずっと事務職だった。二十年前に手足の関節に異常が出て、病院へ行ったらリウマチと診断された。発病して五年くらいして私のところに来たのだが、その時は全身の関節は完全に侵されていて固まってしまっていた。腕は少ししか上がらないから、服を着たり脱いだりが大変である。手足の関節は腫れ上がり、変形してしまっている状態で、歩行もゆっくりしかできない。電車のつり革にも手は届かないとのことだった。

最初の治療の時に私は彼にこう言った。

「リウマチは痛い病気ですよね。その痛いところを揉んで、本当に辛抱できますか？　たくさんのリウマチの人を治療してきましたけど、ほとんどの人は痛さに負けて来なくなる。続いた人は二～三人、そういう人はだんだん良くなっていってますけどね」

「先生、痛いのには慣れているから、そんな気遣わんと揉んでくれていいよ。あまり痛い時は言うから、どんどん揉んでいいですよ」

彼はなかなかの信念の持ち主だった。痛いのも耐えて私の揉みに耐えた。一週間に一度くらいの頻度で必ず次の日を予約して帰った。

三カ月ほど揉むことに専念し、様子を見た。この人は心《しん》がある人だ。話もわかるし、実行力もある人だと思ったので、理論的に私のリウマチに対する考え方をお話しすることにした。

「リウマチは現代医学でもなかなか難しい病気ですよね。でも必ず良くなるはずですよね。私も今まで二人の人はほとんど生活に支障がないくらい良くなりましたが、もう一人は今のところ半分くらいでしょうね。だんだん良くはなってきてますが。以前に『クーラーの吹き出し口の所に席があって、異常に寒気がしたのが原因かもしれない』と言われていましたが、私も原因の一つはそのクーラーにあったと思います。

漢方の古典医学書に『傷寒論《しょうかんろん》』（注3）という本がありますが、私も若い頃漢方の古典医学の研究会に入って勉強しましたが、まさに『寒《かん》に傷《やぶ》られる』で、寒気《かんき》に当たって寒気《さむけ》がして、高熱が出て、節々《ふしぶし》が痛くなる。そして関節に水が溜まり、そこに菌が入って、何年もかけて骨を変形させていく。これがリウマチでしょうね。

固まっていく病気ですから、陰性の方へ向かっていくわけですから、広げたり、流れを良くしたりして緩める、これで陽性の方へ向かっていくわけです。気功治療も気の流れを良くして陽性の方向へむかう治療ですので、時間をかけて解《ほぐ》していけば必ず良くなってきますよ」

◎五つの基本原理

私は彼に、リウマチになった原因を私の基本原理を基に説明した。

「一番の引き金になった直接の原因はクーラーの冷気をまともに浴びて仕事をしていたことでしょうが、事務職だから部屋の中で『太陽に当たらない』『歩くことも少ない』『運動もほとんどしない』『洋菓子やチョコレートなどの甘い物が好きでよく食べる』と言われていたので砂糖の摂り過ぎ、『焼肉やホルモンなど肉食を主に食べている』と言われたのでこれも原因の一つでしょうね。だから、これらのことをまず考えて、生活を根本的に変えるのが一番の治療法だと思いますよ。

食べ物の話を少ししましょうか。甘い物は緩める働きがあります。骨は固くなければいけない。砂糖はカルシウム泥棒と言われるくらい、骨や歯をぼろぼろにします。緩めるから溶けてくるんですよね。だから、その弱った骨にリウマチの菌が入っていったと考えられます。

それに焼肉などの肉食が主だと言われてましたけど、私は考えるんですが、神様は（万物の創造主は太陽）それぞれの生き物に、それぞれの餌を与えていると思うんです。犬には犬の餌を、鳥には鳥の餌、人間には人間の餌をね。人間でもアメリカ人や熱帯の現地人、インド人、日本人と、それぞれ『食』は違うわけです。

日本は周りを海に囲まれていますから、海からの魚貝類、そして農耕民族ですから、米・麦・大豆・小豆などの穀物を主に、大根・人参・蓮根・牛蒡などの根菜類や野菜類を多く食べてきています。原始時代から昭和の初め頃まででしょうか、何千年という間でしょう。現代になって、五十年、六十年前から急激な『食の変化』が起こったんです。肉を大量に食べるようになった。それは何を意味するのでしょうね。

草食動物である日本人が肉食動物に変化していったと考えると恐ろしくなってきます。アフリカのライオンは動物を殺して食べる、肉食です。シマウマやキリンは草を食べる。もしシマウマやキリンがうさぎや鹿を殺して食べるようになったら、どうなるでしょうね。おそらく変な病気になったり、おかしくなって死んでしまうでしょうね。現代病の一因がここにあると思いますよ。あなたのリウマチの原因もですね」

「先生、そうですよね。そう言われるともっともだと思います。大変な時代になりましたね。私もこのことはじっくり考えてみようと思います。いい動機付けをしてくださった、目からうろこですね。よくわかりました。私も私の人生の洗い流しをじっくりやってみますよ。元気が湧いてきました」

「どんな病気にも、その病気になった原因や環境が必ずあります。その病気の環境を壊すことで必ず健康な身体になれるはずです。私はよくみんなにこう言います。『スイッチを切り替えて』と。暗い方（陰性）を見ていても何にもならない、明るい方（陽性）を見るとみんな良くなる。実行あるのみだよね、と」

その後彼は、人生を百八十度変えるようなことをどんどん行っていった。『身体を鍛えよう、鍛えないと生きている意味がない』と。

彼は私の五つの基本原理の崇拝者になった。幸いなことに大企業に勤めていたので、土曜日、日曜日、祭日、それに年休などの休みがたくさん取れた。休みを利用してハイキングや山登りなどを徹底して行った。太陽を浴びて真っ黒に日焼けして、筋骨たくましい身体になった。夏は海に行って泳いだりして肌を焼いた。大自然の雄大さ、美しさに感動してよく私に話をしてくれた。

④大腸癌のE・Sさん・五十歳

彼は最初、ギックリ腰になって治療に来た。仕事を聞いてみると大手の印刷会社で営業の仕事をしていて、車で得意先を回っているとのことだった。身長百六十五センチ、七十五キログラム、筋肉質で肩、腕はがっちりしていたが、腹はよく出て肥満体。

「先生、よくギックリ腰になる。くせになっているみたい。近所の整骨院にもだいぶ行ったんですが、半年もしないうちにひどい腰痛に襲われるんです。友達に話をしたら、一度先生のところへ行ってみたらと言ってくれたんです」

「ギックリ腰自体はそんなに難しい治療ではないよ。一回揉んでその場で治る人も多い。まあ三~四回揉んだらほとんど良くなるよ。でもね、やはり生活に無理があって起きるから、無理をするとまた出るよ。私は、ギックリ腰になった人には、良くなっても三カ月くらい通ってもらっている。背中や腰を揉むことによって骨の周りの筋肉が強くなり、発達して大きくなって骨をしっかり支えるようになる。そうするともう出ない。完全に治すためには足や腰、背中の筋肉を鍛えないとだめだよ。原因は歩かないで座っていることが多いから、腰に異常な負担がかかって、そうなると思うよ」

そんなある日、彼は、

「先生、最近特におなかの具合が悪い。トイレに行くと異常に便が臭いし、黒いドロッとしたものがよく出る。これ、何か悪い病気ですかね」と言う。

「うん、ちょっと心配だね。病院に行って検査してもらった方がいいよ。黒い便はおそらく血便だよね。痔だったら鮮血便だけど、黒いのは奥の方で、出るまでに時間がかかって酸化して黒くなるわけだから。それにドロッとした粘液便はちょっと心配だね。肉や魚の血の多いところをたくさん食べた時も黒い便は出るけど、そんな時はドロッとしてないと思うよ」

「先生、病院に行って検査してみますわ」

病院でいろいろ検査をし、内視鏡で大腸に癌が出来ているのが確認され、それもかなり進行しているので、手術した方がいいと言われたとのこと。しかし、今は仕事がとても忙しいし、入院は時間的に無理だと先生に言ったら、すごく怒られたそうだ。手遅れにならないうちにできるだけ早く手続きにおいでと言われて「はい」と言って帰ってきたとのこと。

「先生、三カ月くらいは仕事の予定が詰まっているので休めないし、その後手術するにしても、そこまでの間、何か良い治し方はないでしょうかね」

「私も昔、近所の人だけど、相談を受けて食養生を中心に指導して完全に良くなった人がいるよ。養生次第では良くなると思うけど、やってみるか」

◎大腸癌も現代病

彼には生活のこと、特に食べ物のことについて、好き嫌い、よく食べるものを詳しく聞いて、大腸癌になった原因をチェックした。

「大腸癌は現代病だよね。昔あっただろうか？　ほとんどないと思うよ。急激な食生活の変化や生活習慣が変わってなった病気だと思うよ。だからここに治す重要なヒントがあると思う。癌は固まる病気だよね。そして進行してだんだん大きくなっていく。

私は癌について、自然界の中に同じようなものがないかと考える。そう考えると同じようなものがたくさんある。例えば、木や葉に傷をつけると大きなこぶになることがある。サンゴの生成もそうだと思う。あれは確かサンゴ虫という虫が排せつした物が固まって大きなサンゴに成長していくんだよね。そう考えてみると、大腸に傷がついて、そこに菌などが巣を作って大きな固まりになっていくと考える。

例えば、何かに頭を強くぶつけた時、『たんこぶ』が出来るよね。なんであんな大きな固まりになるんだかわかる？　あれはぶつかった時の摩擦熱が炎症となって中に溜まり、それを冷やそうとして水が集まってくるから大きなこぶになるんだ。どうやって小さくするかと言えば、氷で冷やせば熱は取れる。そうすると水も中の方へ戻っていくからこぶもなくなる。

大腸癌も過度な飲食により腸に炎症が起きてこぶが出来て、菌が巣を作ってどんどん大きくなってきていると考えられる。

だからこれらのことを徹底的に改善することだよね。大腸癌の環境をあなたが作ったから大腸癌になった。じゃあどうする？　あなたがこの環境を壊せ、だよね」

「先生、よくわかりました。必ずやってみせます。基本的な養生を教えてください」

「まず悪い食べ物は全部やめること。私の言うものだけを三カ月続けてごらん。まずご飯は胚芽米、茶碗一杯。次に大根、人参、牛蒡、蓮根などたくさん入れたみそ汁を山盛り一杯。それに大豆（注4）と昆布（注4）を一緒に煮ておいて、たくさん一度に作って冷蔵庫に入れておいて、三度三度茶碗一杯ずつ食べること。あとは小魚だけだよ。お茶は温かい日本茶（注4）、日本酒は一合だったらいいよ。他は禁止。守れる？

ここで一番大事なことは、大豆をできるだけたくさん食べることだよ。大豆は大きい豆と書くよ。不思議だよね。大豆より大きな豆はいっぱいあるよ。空豆とかうずら豆とかね。なぜ大きな豆と書くと思う？　それはね、大便の出を良くするからだよ。大腸に働きかけて働きを良くするから、あなたの大腸のためには一番良い食べ物だよ。とにかく大腸の働きを活発にさせて、繊維の多い根菜類をたくさん食べて、腸の中をタワシでこするみたいにごしごしやって大便にして汚れた物を全部出すんだよ。

お茶も、日本茶を濃くしてたくさん飲むといいよ。お茶にはビタミンCも多く含まれているし、ビタミンCは癌の治療にも使われていて、他にも良い効果があるよ。レモンとか柑橘類をたくさん食べるといいよ。昆布は、こぶなどの固まってくる病気を溶かす働きがあるよ。他の食べ物、飲み物は三カ月は絶対禁止。いいね。

それから、毎朝起きてすぐトイレに行ってしっかり大便を出すこと。一日二回でもいいから、しっかり全部出し切ること。腸の中に絶対長く溜めないことだね。そして今度は運動、早足でたくさん歩くこと、縄跳びをできるだけたくさんやること、縄はいらないよ、持っているつもりでやるといいよ」

彼は、来るたびにやっていることを詳しく報告してくれた。おなかの調子がすごく良くなった、大便も太いのがスルスルーとよく出る、大便はもう黒くない、黄色いきれいな色で臭みもすっかりなくなったとのこと。三カ月後に病院に検査に行ったら、先生が首をかしげて、

「いや、不思議だね。だいぶ小さくなっている。何か特別な治療やってんの？」と聞かれたので、

「はい先生、治療院の先生に食養生や生活指導を教えてもらって、今、一生懸命がんばっているんです」と言ったら、

「それはいいことだ、しっかり続けて」と、先生もえらい喜んでくれたそうだ。

彼は海や山にもよく行くようになって、二年ほどですっかり良くなった。彼の後の感想――『太陽に助けてもらいなさい！』という先生の言葉は、本当に効きました、と。

⑤高血圧症のM・Mさん・五十歳

彼女は衣料関係の会社の事務職で、仕事の帰り、よく肩が凝ると言って治療に来ていた。小柄だがぽっちゃりとしてよく肥えていた。水太りで腹もよく出ていた。ある日こんなことを言った。

「先生、私、血圧が高いの。最高血圧が二百三十までなったことがある。三年前、仕事が休みの日に家で料理を作っていたら、急に鼻血が出てきて、止まらない。急いでタオルで押さえると、みるみるうちに真っ赤に染まって吹き出してくる。急いで救急車を呼んで病院へ行ったら、高血圧による鼻の血管の破裂と言われて、それからずっと血圧降下剤を飲んでいるんです。薬は一生飲み続けないといけないだろうなと病院の先生は言うけど、先生、高血圧は治らないの？　体質なの？」と聞いてきた。

「治らんことはないよね。たくさんの人が良くなっているよ。下げるのは簡単だよ。しっかり養生すれば三カ月から六カ月、まあ一年もあったら正常値になる。だってあなた、その肥満をなんとかしなくちゃ。それが一番の原因だよ、あなたの場合は。なぜ痩せないんだよ。肥満の怖さを言ってあげようか。私の話を聞いたら震えが来るかもしれんよ。そしたら絶対痩せる気になる。話聞く？」

「病院の先生にも痩せなければいけないと言われたけど、なかなか痩せることができないの。意志が弱いの。何やっても三日坊主。続かないの」

「それは自分に甘えがあるからだよ。肥満の怖さを知らないからだよ。私の話聞きたい？」

「先生、あまり脅かさないでよ。でも知りたいです」

「じゃあ、お話しするよ。肥満は大変怖い病気だよ。いろんな病気の原因になる。特にあなたのおなかはぽってり出ている。メタボなんて今流行《はやり》の言葉だけれど、漢方では腹満《ふくまん》と言って太陰病《たいいんびょう》（注5）になる。二千年も前の本『傷寒論《しょうかんろん》』に詳しく書かれているけど、これは陰の終わりの方の病気だから死ぬ前の状態になるよ。

これをもっと現実的にわかりやすく説明してみようか。おなかを摘んでみてごらん、昔の電話帳みたいに分厚い、脂肪の固まりだよね。脂肪は現代栄養学では五大栄養素の一つだと言われるけど、必要量を超えて蓄積されたものは身体に害を与えるから栄養ではないよ。食物のかすだよ。余分に摂った糖分が溜まったものだ。その脂肪の中には水も蓄えられ、その中には血管も神経も通ってない。だから食物のかすだよ。食べ物は当然腐ってくるよ。脂肪の中の水も腐ってくる。そこに菌が入り込んで、増殖して巣を作る。これが癌などに変化していくと思うよ。

それだけではない。おなかに溜まった脂肪は当然、肝臓にも溜まってくる。脂肪肝、肝硬変、肝臓癌となっていくのではないだろうか。上の心臓の方へも上っていき、心臓肥大。動脈にも脂肪がこびり付いてくるから動脈硬化。そうなると血管も脆《もろ》くなるから切れやすくなる。心臓で切れたら心筋梗塞、脳で切れたら脳梗塞という具合にね。だから私はこう言うよ。『脂肪は死亡につながる』とね」

「先生、そんな話、初めて聞きました。本当に怖いです。先生、養生します。今度は絶対痩せます。約束するからどうしたらよいか教えてください」

「養生法にもいろいろあるけど、まず痩せるためにはどうするか、食べ物から説明するよ。一番わかりやすい方法は、『三つの白い粉』をやめること。つまり、砂糖、塩、小麦粉を極力やめることだよ。うどん、お菓子、パン、お好み焼、たこ焼、チョコレートなどなどだね。ジュース類、ビール、酒、果物も肥えるからだめだね。私の言う物だけに絞って食べてごらん。ご飯は軽く一杯、おかずは豆腐、ゆば、大豆、小魚、色の濃い野菜、根菜類、魚のさしみはしっかり食べた方がよいよ。蛋白質が多い魚とか大豆は脂肪をよく燃やしてくれる。それにクルミやクコの実、松の実などのナッツ類は脂肪を溶かす働きがあるから食べていいよ。朝食はしっかり食べて、昼、夜は軽くだよ。全体的には総量を減らすことだよね。断食しなさいとは言わないけど、質のよい物を少量という考え方にした方がいいよね。体重は食べた量から運動した量を引いたものと計算して、体重が減ってこなかったら、食べる量を減らすか、運動して脂肪を燃やすか、両方一緒にやると効果はすぐ現れる。まず食物の養生から始めようね。

そして次は運動だよ。汗をびっしょりかくよう動くこと。これは体内の脂肪を燃やして熱エネルギーに変えるからね。肥満は一般的な見方をすると運動不足で食べ過ぎだからね。だから反対のことをしたらいいんだよね。よく動き回ったり仕事をしたりして、じっとしている時間をなくすこと。じっとしていると食べたくなるから、できるだけ散歩に出かけ早足で歩くようにして、食べる時間を少なくすることだ。これらのことを実行できるとすぐに痩せてくるよ。六カ月で十キログラムが目標だ。その頃になると血圧も安定しているよ」

M・Mさんが実践した養生法

彼女には呼吸法をしっかり教えた。酸素をしっかり取り入れ脂肪を燃やす深い呼吸法を。

彼女は毎朝早く起き、庭に出て三十分おなかに手を当てて呼吸法を行った。食養生もしっかり行った。

「先生、『三つの白い粉』、あれはずばり名言ですね。私の好きなものに全部入ってるんですね。あんなに好きなたこ焼も、お好み焼も、菓子パンも、チョコレートも、今は全然食べてないですよ」

それに、仕事の行き帰りは汗をかくくらい早足で歩いているとのこと。昼休みは会社の近くの公園で体操をしているとのこと。六カ月で十キログラムの減量達成。三カ月目ぐらいから血圧も下がりだし、今は正常値であるとの報告を受けている。

⑥乳癌のO・Hさん・四十八歳

彼女は最初、腰が痛いと言って治療に来ていた。三カ月くらい、腰や背中を揉んでいたが、どうも普通の腰痛ではない。刺すような痛みが時々起こり、だんだん時間も長くなってきていると言う。私もこれはちょっと変だと思ったので、

「一度病院で検査して詳しく診てもらうといいよ」と言うと、彼女は、

「行きたいと思っているのになにか怖くてなかなか行けなくて」と言う。

「私も心配だから早く行った方がいいよ」と念を押して帰した。

一週間後の予約を入れて彼女は帰ったが、次の週は来なかった。その次の週に彼女は娘さんと一緒に来た。

顔を見るなり私は血の気が引いた。まるで別人のように痩せて顔色がない。

「どうしたの？」

私は思わず言ってしまった。彼女は下を向いたまま、ぽつんと言った。

「先生、私もうだめです」

「どうした、なぜ？」

と聞いたが、下を向いたまま何も言わない。ちょっと間を置いてから彼女はしゃべり出した。先週こちらに来る前の日の朝、急激な痛みが腰にきて、寝ていることも起きることもできなくなって娘に救急車を呼んでもらって病院へ行って検査してもらったら、腰の関節に癌が出来て、かなり進行しているとのこと。

「実は先生には言ってなかったんだけど、乳癌もあるの。自分でだいぶ前から、気がついていて、だんだん大きくなるし、黒ずんできたので癌が出来ていると思って、病院に行こうと何度も思ったけど、癌と言われるのが怖くて行けなかった。それに入院したら、今の仕事もできなくなる。娘も大学に行っているし、下の息子も高校でお金もいるし、いろいろ考えたら行けなかったの。

病院の先生に言われたの、今のあなたの体力では手術はできないと。手術したら体力がないから生きられないだろうと。じゃ先生、もうすぐ死ぬのって聞いたら、うん、半年くらいかもと言われました。

先生、こうやって話したら、なんとか落ち着いたみたい。大学病院の先生は、私がしつこく聞いたから六カ月と言ってしまったと思うんだけど、何か、気持ちが今はすっきりしてきました。

先生、できたらあと一年くらいは生きたい。やらなければならないことがいっぱいある。放って逝《ゆ》くわけにはいかないの。先生、教えて、養生法を。私一生懸命がんばるから」

「よし、一緒にやろうか。あなたとはよく気が合っているから、あなたを私も失いたくない。一つ約束だよ。絶対暗い方を見たらだめだよ。明るい方だけだよ。不安とか、心配とか、怖さとか、マイナスの方を見ても、何もよくならない。暗い方を見かけた時は『スイッチを切り替えて』明るい方を見るんだ、いいね。そしたら自信や希望が湧いてきて、それが生きる力になる。何、今以上に悪くしなかったら絶対に死なんよ。

毎日とは言わんけど、隔日に治療においで。足のつぼや背中の経絡を揉んで、気を入れたりして治療する。食養生とか、私の言う『五つの基本原理』を徹底して実践するんだ。大事なのは病気の環境を破壊すること。それには生活環境を百八十度変えることだよ」

「わかりました。先生、絶対がんばる。先生も気抜かんとビシビシやってよ」

彼女は本当に明るくなった。もちろん腰の痛みは時々襲ってくる。その時は病院でもらっている鎮痛剤を飲んでいるとのことだった。

彼女の許可をもらって乳癌の位置に手のひらを当てて気功治療をすることにした。私は彼女にこう言った。

「私は魔法が使えるよ。私の手のひらから出る気は強烈で、あなたの癌を溶かすかもしれない。昔、ここに治療に来ていた娘さんの脳に大豆大の腫瘍が出来ていて、大学病院の検査でわかったのだけれど、奥の方で手術ができないとのことだった。偏頭痛がひどくて肩や首が凝って治療に来ていたが、彼女の頭に気を入れたら六カ月でエックス線の写真から消えてしまった。偏頭痛も三カ月くらいでなくなっていたよ。私も信じられなかったけど。

こういうふうに説明するとわかるだろうか。人間の身体には血液や気が流れている。巡り巡って生きているわけだよね。淀んだり、詰まったりしたのが病気だ。その詰まって固まったのが腫瘍とか癌だよね。もし気を入れて流れ出してきたり、溶け出したらどうだろうね。あなたの乳癌も溶けてしまったらよいけどね。これだけはやってみなければ何とも言えないよ」

そう説明して彼女の乳癌の凝《しこ》りの位置を聞いて、左側の乳房の上に、服の上から、私の左手の労宮《ろうきゅう》（注6）を当て、右手の労宮の位置を背中に当て、癌の凝りを挟むようにして気を送った。腹式呼吸をして五分間気を送り続けた。すると、不思議なことに彼女が、

「先生、熱くなってきた。熱い、熱いです」と言い出した。

そして、

「あれ、もこもこ中で動き出した。あれ、これ何、鈴の音みたいにチリン、チリンと中で言っているよ」

私にもはっきりと聞こえた。五、六回確かに聞こえた。

「本当に鈴の音みたいだ。乾いた音だね」

私も耳を澄まして集中して聞いた。

私は考えた。なぜだ。癌の中の物質、水みたいなものが下の方へ落ちていってるんじゃないか。

隔日に彼女は治療に来た。しかし次の日から音はしなかった。温かいとは言っても、熱いとは言わなかった。

三カ月ほど経って、朝、電話がかかってきた。朝目が覚めると乳癌のところがべっとりとして濡れている。あれっと思って見てみると、どす黒い、ねばねばしたものが出ている。

「先生、どうしたらいい。病院へ行った方がいい？」と聞いてきた。

「特に痛みとか、体調がおかしいとか、変化がなければ、自分でできる。ガーゼか脱脂綿で、当てて搾《しぼ》り出すんだ。出るだけ出たら消毒して、ガーゼを当てて、こまめにガーゼを取り替えて様子を見て、おかしかったら病院へ行ってね。それは心配ないと思う。自分の力で悪い物を身体の外に出したと思うよ。漢方では、体内の方から外に向かって出てくる時は治ろうとしていると考える。心配だったら病院へ行ってね」

「先生、身体の調子はすごくいいの。前みたいな、どっとする疲れはなくなってきているし、気分もいいの」

その後、だんだん汁も出なくなり、表面に膜が張ってきて、乾いてきてきれいな肌になってきた。六カ月くらい過ぎて、いつもの治療の時、彼女は私にこう言った。

「先生、本当にありがとう。本当に奇跡やわ。乳癌がなくなった。凝りもないし、肌もきれいになったよ。ぺちゃパイだけど先生、見せようか」

「いいよ、いらないよ。あなたが良くなったと言うなら見んでもいいよ」

「ふふ」

それからも同じように治療に来た。腰の骨が癌に侵され、潰れて神経に当たるから、激痛が走る。気功治療をやってもほとんど効果は出ない。ただ腰を揉んで和らげるしかない。

二年ほど続けたが、彼女は歩けなくなった。治療にも来られなくなった。家で養生するしかない。電話はよくかかってきた。それから二年後、彼女は亡くなった。

O・Hさんが実践した養生法

彼女の場合は、末期に近いところまで癌を治療しないでいたのが死期を早めたのではあるが、やはり早期発見、早期治療で、定期的に健康診断を受けて、健康に留意しなければならない。

先日、NHKのニュースの時間に、「乳癌は女性の二十人に一人がなっている。年間、乳癌で一万人が死んでいる。三十代、四十代に癌が急増している」と報道していた。大変な時代になったものだ。なぜこんなに癌が急増するのだ。なぜみんな気がつかないんだ、なぜ養生しないんだ。

原因を私は一言で説明できる。

――『環境破壊』すなわち『自分自身の身体の環境破壊』だ。私の五つの基本原理を思い出していただきたい。

『太陽に生かされている』――太陽にも当たってないじゃないの。

『自然に順応して生きている』――自然に逆らっているじゃないの。

『動物である』――動き回ることもしない。

『食べ物を食べて生きている』――自然の物を食べてないじゃないの。

『呼吸をして生きている』――深い呼吸もしていない。

この中でも特に激変したのが『食』、草食動物が肉食動物になったことだと思う。それに農薬、食品添加物、新薬などの化学薬品。こんなもの、口から入れるものではないと思う。都会人だけが劇的な変化を起こしている。野生の動物に、未開の土地に住む人々に、こんな現象が見られるだろうか。自然の中で生活をする人間や動物に、こんなに乳癌や他の癌があるのだろうか。皆無に近いと私は思う。

よく考えてみてほしい。本当に健康で幸せな生活を望むのなら『自然への回帰』である。


彼女は、私との約束事を着実に実行してくれた。夜明けに起きて、近くの公園へ行き、太陽に感謝をし、太陽の陽気をいただいた。太陽に向かって、太陽の陽気を浴びながら、呼吸法を二十分ほどやって、それから三十分早足で散歩。朝食は胚芽米にみそ汁、その中に特に小豆《しょうず》（大納言ではだめ。色の黒い、つぶの小さな煮えにくいような小豆）をたくさん入れて、たくさん食べるように、三度三度しっかり小豆は食べるように勧めた。

小豆はなぜ小さい豆と書くのか。小豆より小さい豆はいっぱいある。モヤシの豆もそうだが、じゃあ、なぜ小さい豆と書くのか。これは小便の出を良くする働きがあるからである。心臓・小腸に働きかけて良くしていく。私は、癌は水毒（詳しくは後述）が原因と診ているので、とにかく体内に溜まっている悪い水を小便にして出すのには小豆を常食するのがよいと思っている。そうした理由から、彼女にはたくさん食べてもらった。その他、日本茶を濃くしてたくさん飲んでもらった。肉は禁止。魚、それも小魚を骨ごと食べるように指導した。

⑦パーキンソン病のI・Kさん・六十歳

彼は、大手電機メーカー事務の仕事をしていた。歩くのが困難で、歩こうと思っても足が出ない。しばらくの間動けない。しばらく間を置いてからやっと左、右と動き出す。三十メートルも行ったら、左足が右足の上に乗って、時々ひっくり返ってしまうとのこと。大学病院にも二年治療に行っているけど、だんだんひどくなっている。主治医の先生はパーキンソン病で、難病の一つでなかなか難しいと言っていると話をしてくれた。

「先生のところで足を揉んで病気を治すと友達に聞いたんで来たんだけど、私のこんな病気、治るでしょうかね。少しでも良くなるようでしたら、ありがたいんですけど。そしたら私もしっかり通いますけど、いかがなものでしょうね」

「そうだよね。確かに難しい病気だよね。現代医学でも難病扱いしているということは、治療効果も原因の究明もまだまだの状態で、老化や脳や神経の伝達に異常があると見られているようだけれども、私は少し違う見解を持っているよ。それについて少し話そうか。

実はね、あなたと今初めて会った時に、あなたの顔色や体型、声や話し方などから病気が内臓のどこから来ているのかを診断していたんだよ。漢方独特の診断方法で、パッと会った瞬間に顔色や目の色を診る、これを望診《ぼうしん》（注7）というけどね。

私の診方ではね、あなたは異常に顔色が黄色い、土色のようだ。目もそうだけど、性格も心配性、おどおど、くよくよといった感じ。だから胃が昔から弱く、その元になっている脾臓がだいぶ弱っていると思うよ。脾臓は手足を管轄している臓器で、弱ってくると手足に力が入らなくなる。だから手足がだるくなったり、物が重たくて持てなかったり歩行にも支障を来すようになる」

「そうです。先生が言われるように昔から胃が悪く、胃下垂になっています」

「そうだよね。だからまずしっかり胃を治すことだよ。そしたら脾臓の働きもだんだん良くなり、手足の働きも自然と良くなり、しっかり歩けるようになる。あなたのパーキンソン病の原因の第一は食べ物にあると思うよ。特に冷たい飲み物が好きで喫茶店でアイスコーヒーを飲んだり、むぎ茶を冷たく冷やして一気に飲んだり、ビールでも二本ぐらい飲むのと違うの？」

「先生、どうしてそこまでわかるの？　いや、ビックリしました。そのとおりなんです」

「それに甘い物に目がない。アイスクリーム、チョコレート、洋菓子などいつも買って食べているでしょ、違う？」

「いやぁ、そうですわ。そんなに甘い物が私の身体を悪くしたんですか」

「何でもそうだけど、摂り過ぎると胃が悪くなり、肌肉も緩んで力がなくなってくるよ。だから、まず冷たい物と甘い物は禁止。胃に入れたらだめだよ。治したかったらね。それから、治療としては特に足の裏や足全体をしっかり揉む。そして気も送っていく。週二回治療においで。家では足の裏をしっかり揉むこと。そして呼吸法をしっかりすることだよ。後で方法は教えるからね。それと大事な約束事、私の五つの基本原理をしっかり守ってね。これも後で説明するよ。身体に悪いことをやめて、身体に良いことを実行すること。何でも知っているだけではだめだよね。必ず実行することだよ。おそらく三カ月から半年もあれば必ず良くなると思うよ」

Ｉ・Ｋさんが実践した養生法

彼は私の養生法を徹底して実行した。朝一時間早く起きて淀川の堤防へ行き、太陽に向かって呼吸法をしっかりして、柵につかまって転ばぬようにして、足を高く上げたり、片足立ちをしたり、走るまねをしたり、屈伸運動をしたりして、とにかく足に負荷を掛けた。そして、できるだけ歩くように心掛けた。食べ物も魚を中心に根菜類を多く食べた。お茶も温かいものしか飲んでないという。ビールをやめて日本酒一合を熱燗《あつかん》で飲んでいるとのこと。

治療に来るようになって二カ月目頃に変化が起きてきた。

「不思議ですよね。左足が右足の上に乗ってこなくなって、ひっくり返ることがなくなってきたし、だいぶスムーズに歩けるようになったんですよね。先生、だいぶ良くなりましたよ」

「ほれ、食べ物の養生をしっかりしたから少し肥えてきたし、体力も気力もだいぶ出てきたではないの。もう一《ひと》月、しっかり気を入れてがんばれば軽く走れるようになると思うよ。足を揉んでても、最初は氷のようにと言いたいくらい冷たくて、ほとんどぬくもってこなかったけど、今はだいぶ温かくなってきている。肌肉も痩せていたけど、だいぶしっかりと回復しているよ。もう大丈夫だよ。これからは足腰をうんと鍛えるようにしていけば、これであなたの難病ともおさらばだ。しっかりがんばり」

「先生、おかげさまで助かりました。先生に鍛えにゃ強くならんと言われたのが、いつも頭に残っていて、続けることができました。先生、食べ物って間違えたら本当に怖いんですね」

「そうだよね。人間は食べ物を食べて生きている。身体に良い食べ物をしっかり食べ、悪い物は極力やめる。食べ物の怖さを知ったから食養生ができたんだよね。だから良くなったんだよね」

⑧頸椎変形による神経圧迫で半身麻痺状態のK・Yさん・五十七歳

彼は東京で大手のコンピューター会社に勤務し、管理職をしている。大阪の堺市に家族を残しての単身赴任である。その奥さんの友人が治療に来ていて、その紹介で一緒に東京から相談に来られた。話を聞いてみると、東京で大学病院など数カ所で検査してもらったそうだが、大変ひどい状態にあるとのことだった。首から下の痺れがひどく、感覚もだいぶんなくなってきているとのこと。このままでは近々寝たきりの生活になりかねないと心配しているとのこと。病院でも手術も頸椎の奥の難しい場所で、良くなる確率はほとんどないと言われ、手術をためらっているとのことである。

そこでいろいろ話を聞いてみた。

「過去に大きな事故か、むちうちなどの車の事故はなかったんですか」と聞くと、いや、ない、と彼は言う。え、何もない、と思った瞬間、あっ、これは、ひょっとしたら良くなるかもしれないという気が一瞬私の脳裏を走った。

そこで、「仕事はどんな仕事ですか」と聞くと、入社以来コンピューターの仕事をしているとのこと。デスクワークである。何のことはない、仕事中の姿勢が悪く、だんだんと首が曲がり、圧迫してきたんだ。それに寝る時の姿勢、カバンなどの持ち方にも偏った癖があることがわかった。運動もしていない、歩くことも少ない、太陽にも当たらない、食べ物も偏っている。これじゃ骨も弱ってしまうし、その結果、自分で自分の頸椎を曲げてしまって、頸椎を変形させ、神経を圧迫して、その結果、痺れや麻痺が出てきたのではないかと思った。

彼は一カ月の休暇を取り、堺の実家より三、四日おきに治療に通ってきた。徹底した足のつぼや全身の経絡、しこりや縮んでいる筋などを揉みほぐす治療を行った。特に家では足の裏を棒でよく揉ませ、軽いストレッチをして首をほぐす体操。寝る時も今まで右側を向いて寝ていたのを左の方を向いて寝るように、カバンなども反対の左手で持つように、階段も今までの反対の足から上り下りするように、常に意識して姿勢を正し、歪みを取るようにしてもらった。

結果は顕著に現れてきた。十日目に痺れが少し取れ、体の動きもだいぶんよくなった。二十日目くらいに足の指の麻痺がなくなり動くようになり、感覚も出てきた。一カ月のうちにほとんど良くなって、彼は東京へ帰っていった。

K・Yさんが実践した養生法

私は彼に『五つの基本原理』を徹底して守るように指導した。彼は毎朝、夜明けと共に近くの公園に行き、太陽が昇ってくるのを待った。太陽に向かって、心の中で「私に元気を下さい。力を下さい」と叫んだそうだ。そして深呼吸を三十分ほど、その後、公園を早足で一時間、たっぷり汗をかくまで歩いた。姿勢を正し、首に意識を集中させ、こわばっているところをほぐすように軽く首を動かして調整するようにして歩いた。昼からも太陽に当たって一時間早足で歩いた。食事も私の言う温野菜を中心に小魚をたくさん食べた。骨を丈夫にするには骨をたくさん食べることだと自分に言い聞かせて、うなぎの骨せんべいや干した小魚をたくさん食べたそうだ。太陽が骨を強くするんだと思って、この一カ月間、公園へ朝に昼に出かけていって、日光浴をして真っ黒に焼けた。この休職はいい骨休めになりましたと言っていた。

⑨自律神経失調症のU・Tさん・三十五歳

彼から「Mさんの紹介で電話をかけさせてもらったんですが」と最初の電話があった。

「私は五年も前から自律神経失調症と診断されて、現在治療をしてるんですが、いっこうに治らないんです。先生のところで良くなるんですか」と言う。

話を聞いてみると、夜は眠れないし、脱力感が強く、何もやる気が起こらない。気がイライラするし、何にもおもしろくないなど、まあいろいろと症状をぶちまけてくる。会社での仕事もおもしろくなくて、対人関係もうまくいかなくて、一年前に会社を辞めて、今は家でこもっていて、ほとんど外には出られない。両親は怠け病だと怒って、自分の病気を理解してくれないし、断絶状態、家を出て行けと何度も言われたけど、行くところもない、などなど。

話を聞くだけ聞いていたが、埒《らち》が明かないので、

「ところであなた、治す気はあるの？」と聞いてみた。

「そりゃあ、治るものだったら治したいですよ」

「じゃあ、とにかくうちの治療院へおいで」

「先生、行きたいけど行けない。家を出たら、どこで倒れるかわからん。怖くて行けない」

「ああそう、治す気はないんだね。治したかったらとにかくおいで。その時詳しく話をするから」

言うなりガチャンと電話を切ってやった。治す気があればどんなことをしてでも来るは

ずだ。これ以上電話での話は意味がないと思ったので電話を切ったわけだ。

彼は一時間もしないうちに飛んできた。

「ほほう、あんただったの。ちゃんと来れたじゃないの。来たことでこの病気は治ったようなもんだ。あんたは絶対治るよ」

そう言い聞かせて、なぜ自律神経を病むような状態になったのか、その苦しさ、虚無感などについて話をした。

「なぜなったかわかる？」と聞いてみた。原因はわからないと言う。

「病気になるということは、病気になるような悪いことをしたから、その結果、当然なったのと違う？　必ず原因があるはずだよね」

「それはそうだと思いますが、原因は、と言われてもわかりません」

「じゃあ、その原因を二人で考えてみようか。君な、ところで缶ジュース、コーラ、炭酸飲料など一日何本ぐらい飲む？」

と聞くと、毎日四〜五本飲むと言う。一番の原因は砂糖中毒だ。他に菓子パンが好きで、毎日買っている。カップ麺、ハンバーグ、焼き肉などはよく食べるが、野菜類、魚は食べない。加工食品が多い。砂糖を摂り過ぎると体内のカルシウムはどんどん奪われる。小魚や海草などをしっかり食べていればカルシウムの補給もできているのだが、食べていない。

体内のカルシウムが不足するとイライラしてくる。やる気もなくなってくる。イライラして眠れない。眠れないから朝方の二時、三時まで起きている。朝は眠たくて起きられない。会社に行くのもいやになる。運動しないから発散できない。肉体的な疲れより精神的な疲れがひどくなる。悪循環である。

彼の自律神経を病んだ原因は生活の中にある。偏食、砂糖の摂り過ぎ、加工食品、肉の食べ過ぎ、野菜、海草、小魚、ご飯、豆類などが極端に少ない。運動不足、歩かない、昼夜が逆の生活、太陽に当たらない、自然に逆らった生活などが考えられる。そこでこれらのことを詳しく話し、だいぶ理解してくれたので、次は実践しなければなんにもならない。

「まず目標を決めよう。一カ月で完全に治すと。自分との闘いだからやる気になれば簡単に治るよ。まず一週間に二回、こちらにおいで。足を揉んだり、背中を揉んだりの治療をする。そして気功を教える。家でも自分の足を揉んだり、気功をして、自分で病気を治すんだ。まず家でしっかりご両親に詫びを入れ、今度こそしっかりがんばるから、力を貸してください、と頼みなさい。一番心配しているのは親なんだから。

まず、今晩は十時に寝ること。眠たくなくても布団に入ること。朝、太陽が昇る前、五時ごろ起きて、公園か淀川が近いはずだから堤防に行って、太陽が昇るのを待って、昇ってきたら呼吸法をしっかりやるんだ。その時に太陽にお願いしなさい。私を生かしてください。元気を下さいとね。必ず素晴らしい身震いするような気が入ってくるのがわかるよ。感動するような、ふるい立たせるような、よしやるぞという気が湧いてくるよ。二〜三十分呼吸法をやったら、できるだけ早足で、三十分ほど散歩しておいで。家に帰ったら腹が減っているので、朝飯を腹いっぱい食べること。最初は食べられないかもしれないが、お母さんにみそ汁に根菜類をできるだけたくさん入れてもらって、山盛り二杯、ご飯は胚芽米を炊いてもらって一〜二杯。みそ汁をぶっかけて流し込んでもよいから、とにかくたくさん食べるんだよ。食事は朝、昼、夜と共通して言えるのは、旬の野菜、小魚、海草、穀物など生きたもの、鮮度がよいものを食べること。加工食品、菓子パン、洋菓子、チョコレートなど砂糖が入ったものは禁止。飲み物もお茶の温かいものだけ。他の飲み物は一切禁止だよ。

昼間はできるだけ外に出て、運動すること。家の中は陰気が強いからうっとうしくなるから、外で陽気を浴びて、発散すること。太陽の陽気をいっぱい取り入れるんだ。そしたらどんなに気分がよくなるか、どんなにやる気が出てくるか。力が湧いてくるよ。人間は動物だよなあ、動く物と書く。動かないからおかしな病気になるんだよ。自律神経失調症なんて変な病名、病院へ返しておいで。ぐてんぐてんに疲れるまで、自分に気合いを入れて、倒れるぐらい歩いたり、走ったりしてごらん。飯はうまいし、夜は眠くて熟睡できる。

そうすると朝早く目が覚め、じっとしておれなくなり、飛び起きて、新しい一日のスタートができるよ」

彼は最初の二〜三日は実行するのが難しかったらしいが、両親の強い協力を得て、実行できるようになり、一月も経たないうちに別人のように元気を取り戻した。

「先生、仕事に行きたくなった。仕事探そうと思うんですけどいいですか」と言ってきた。

「もう完全に良くなったな、もう大丈夫だ。でもあわてて仕事探さなくていいよ。まずアルバイトぐらいから始めて、自信がついたら、今度は一生をかける仕事を探すんだ」と話していたら、二〜三日して、

「先生、運送屋のアルバイトに行っている。仕事がおもしろいです」と電話がかかってきた。それから一カ月後、知人の紹介で営業関係の会社に就職したとの電話があった。私も喜んで、「おめでとう。しっかりがんばり。よかったなあ」と言った。

病気の苦しみを知り、それから抜け出して、健康の喜びを知った。もう逆戻りはできないだろう。間違った生活はしないはずである。

U・Tさんが実践した養生法

彼は最初の二〜三日は朝早く起きるのはできなかったようだが、特にお母さんが一緒に

なって近くの公園に引っ張り出すようにして連れていってくれたので、できるようになった。

「早く起きたら、気持ちいいですね。朝の空気が新鮮に思えるし、気分も本当によくなりました。先生に言われたとおり、太陽に向かって深呼吸を二十分くらいは毎日しています。本当に先生が言われた『太陽に生かされている』という実感がどんどん湧いてきますよ。こんな感動、生まれて初めて知りました。そのあと三十分くらい早足で近所を散歩しています。時々淀川の堤防に行って、軽くジョギングをしています。

食事もお母さんが早く起きてみそ汁に大根や人参などたくさん入れてくれるので、山盛り二杯食べます。とにかくご飯がおいしいです。砂糖と肉はきっぱり縁を切りました。海草や小魚もしっかり食べています。先生の言われた白砂糖の毒性、食べ過ぎたら毒だよと言われたこと、カルシウムが溶けて、骨はぼろぼろ、神経はイライラ、本当ですね。イライラしなくなりましたし、もう脱力感も無気力もなくなり、元気もりもりですわ。

それに肉の話、肉を食い過ぎたらどうなる、どんな病気になる？　と聞かれて、肉々《にくにく》しい病気になる、肉《にく》たらしい病気になると言われて、本当ですよね。成人病とか癌とかにくたらしい病気ですよね。だって日本人はもともと草食動物で、それが肉食動物になったらおかしくなりますよね。そうそう先生、ほれ、狂牛病もあれ、牛に牛の内臓や骨を食べさせたんと違いましたかね。私も脳をやられていたかもしれませんね」

⑩脳梗塞の会社社長M・Rさん・六十歳

得意先の会社社長のOさんの紹介で、相談に来られたのは七年前のことだった。仕事中に会社の中で急に気分が悪くなって倒れ、救急車で病院へ運ばれた。救急車の手配と病院の対応が早く、すぐ手術をして一命を取り留めることができたそうだ。でも後遺症が残り、身体は思うように動かない。左手の麻痺がひどく、ほとんど感覚がない。足は、痺れはあるが、かろうじてゆっくり歩ける状態とのこと。

彼は来るなり、こんな話をした。

「情けない病気になってしもうた。先生、私の病気治りますやろか。病院でリハビリやってますけど、なかなか思うように良くならない。見舞いに来た友人が、先生のところへ行って揉んでもらったら、もっと良くなると思うけど、行ったらどうだ、と言うんで来ましたんですけど。先生、足を揉んで効果あるんですか」

「そりゃあ、やってみないと何とも言えませんがね。治すのはあなただから、その気があるかどうかですわ」

「先生、ほんとに情けない病気になってしもうた。わしなあ、若い時脱サラして、自分の会社を設立して、一生懸命仕事して、やっと軌道に乗せ、実績も上がって今は安定している。これから楽させてもらおうかと思った矢先に、頭の血管切れてしもうた。これから好きなことさせてもらって、人生楽しませてもらえると思うていたのに……」

と、嘆きと落胆の色は隠せない。

いろいろ話を聞いていると、性格的にかなりわがままで、こちらの言うことはあまり聞こうとしないで一方的にしゃべったり、足を揉んで本当に治るんですかなんて、半信半疑で態度もあまりよくないので、こりゃ、この人は姿勢を変えなければ治療はできないなと思ったので、いきなりこう切り出した。

「あなたね、何で頭の血管が詰まって破れたかわかりますか。そうなるにはそうなった理由が当然あるでしょう。脳の血管が詰まって破れるような悪いことを長年続けてきた結果、当然そうなったんでしょう。反対に血管をきれいにしたり、血管がもろくならないような良い生活を続けてこなかった結果、当然脳梗塞になってしまったのではないですか」

「先生、そう言われても思い当たることがないですよ。わし、人一倍よく食べ、スタミナもあり、体力にも自信があった。今まで病気らしい病気なんてしていないんですがね」

「では、私がこれからあなたがなんで脳梗塞になったか、その原因を言ってみるから、私の言うのが当たっていたら、少しは信用してもらって、生活の養生や治療をしっかりやってもらえますか。

今、あなたは食欲が人一倍あって、よく食べたと言われたけど、まずここに第一の問題があると思いますよ。商売をしておられるから、よく得意先の人たちと北新地あたり毎晩のように食べに行ったり、飲みに行ったりしていたのではないですか。焼肉やホルモンなど、こってりした肉料理をたくさん食べ、ビールも四～五本、寿司屋へ行ったら醤油をこってりつけて、それに味は塩辛いものが特に好きではなかったのですか。野菜類や海草類はあまり食べないでしょう。その後スナックやバーなどでウイスキーの水割りを二～三杯。こういう具合に、夜遅くまで、飲んだり食べたりしていたのではないですか。腹もぽって り出て肥満ですしね。睡眠不足、運動不足、それに車ばっかりで歩かない。時々ゴルフに行くぐらいですよね」

「先生、どうして私の好きな物、嫌いな物がそんなにわかるんですか。そのとおりですけど」

「あなたの病気から割り出したり、顔色や姿勢、感情などから診断できるんです。あなたに会った瞬間にもう診断してるんですよ。あなたは脳梗塞の話しかしていませんが、肝臓もだいぶ悪いと思いますよ。脂肪肝とか肝臓の数値もかなり高いのと違いますか」

「え、どうしてわかるんですか、そのとおりです。脂肪肝ですし、それに肝硬変の一歩手前で注意しないとなるよと言われてます」

「さっき言ったように、身体に良い食べ物を食べれば良い身体が出来、身体に悪い食べ物は健康を害します。ひどい場合は生きていくことが難しいでしょうね」

「食べ物がそんなに怖いものとは考えたこともなかったし、おいしいものを腹いっぱい食べていたら、滋養がつき、健康になると思っていましたわ。なるほど、そう言われたらそうですね。わかりました。どんな食べ物を食べたらよいか教えてください。生活の方法などもできるだけ改め、再起をかけますから」

M・Rさんが実践した養生法

彼は週二回の割で治療に来た。家では徹底して、生活の養生をした。食事は三食ともご飯は胚芽米一〜二杯、みそ汁に大根、人参、牛蒡、山芋などの根菜類と大豆などをできるだけたくさん入れ、汁は少しで、具をたくさん食べてもらった。他には鰯、秋刀魚、鯖などの背の青い魚、ゆば、海草、飲み物は温かいお茶だけ、他は一切禁止、それをとにかく三カ月続けてもらった。生活の養生は早寝早起き、十時就寝、五時起床。気功も教えて毎朝三十分やってもらった。腹式呼吸の深いゆったりした呼吸は、朝の新鮮な空気と陽気を、脳の損傷を受けたところに送ってやることによって、素晴らしい効果を現すことだろう。また中に詰まっている濁気を追い出すことによって回復も早まることと考えられる。

六カ月も経たないうちに痺れなどほとんどの症状が取れ、普通の生活ができるまでに回復した。もちろん早足で歩く練習は毎日やってもらった。『鍛えにゃ強くならん』と自分に言い聞かせてがんばったそうだ。

⑪定年後のO・Eさん・七十歳

彼は警察官であった。定年を迎えて生活のリズムがすっかり変わった。今まで一生懸命仕事に没頭し、それだけが生きがいと思われるほどの人物である。退職後、彼は何もすることがなくなった。これといった趣味もなく、職場以外の友人もなく、近所付き合いもほとんどない。家にいても仕方がない。最初のうちは職場に遊びに行っても、同僚も相手をしてくれていたが、だんだんと行きづらくなってきた。家にこもる日が多くなってきた。気晴らしに旅行を思い立って、奥さんと二人で、東北の方をゆっくり回ってきたそうである。恐山に登ったとき、奥さんに、

「絶対後ろを振り向いたらいかん。霊がついてくるから」と言われ、

「そんなことがあるか」と笑いながら、ふと後ろを振り向いたそうだ。

それから二～三日経ってからである。身体の調子がおかしくなってきた。夜は眠れなくなり、イライラするようになり、頭はボーとするし、目まいがする、目はかすんで見えに

くい。テレビを見るのがいやになり、見ているとむかついてくる。奥さんの顔を見ても、歯を磨く時、鏡に写る自分の顔を見てもむかつくようになり、目をつぶって磨いたそうである。外では人の顔を見るのもいやで、外側の壁の方を見て歩くようになった。

淀川区に大きな総合病院があり、見てもらったら、高血圧症、自律神経症などいろいろな病名を言われて、治療に通うこと三年、いっこうに治らない。梅田に中国鍼のよい先生がいると聞いて半年通ったが、やはり治らない。そう言われて奥さんと一緒に相談に来られた。

話を聞いてすぐ原因はわかった。定年後の生活の急変である。今までは朝早く出勤し、昼は署で食事、夜はわりと早く帰れて、一杯飲んで夕食をして、テレビを見て寝る。そのような生活を何十年もしてきている。退職すると、もう出勤することもないので、ついゆっくり寝ていたり、テレビを見たり、新聞を読んだり、ごろごろしていたりで何もすることがない。生活のはりもなくなって気も緩んでしまう。動かないから腹も減らないし、食事もおいしくない、夜も眠れなくなったんだと考えられる。

そこで教室でご夫婦に足の揉み方と気功を教えた。家では朝と寝る前に二人でお互いの足を揉み合った。彼には目標を持たせるのが一番大切なことなので、まず次のことを実行してもらった。朝、太陽が昇る前に起き、近くの公園へ行き、木が多くあって土のあるところで、太陽が昇るのを待ち、稜線が赤く金色《こんじき》いろに輝いてきたら、太陽に向かって呼吸法をしっかりやること。『すべての生物は太陽に生かされているのだから、太陽に助けてもらいなさい。あなたの素晴らしい気をください』とね。

気功では太陽が昇る直前、山の稜線が金色《こんじき》いろに輝く時のその気を紫気《しき》といい、一番良い、強い気で、仙人は霞《かすみ》を食べて生きているといわれる朝の霞がこれに当たる。そして、呼吸法をしっかりやったら、次に、早足で散歩を三～四十分やるように指導した。彼は毎朝、忠実に実行した。完全に良くなるのには半年とはかからなかった。

公園へ毎日行くと、散歩したり、ジョギングしたりしている人とも気楽に声を掛け合うようになり、楽しみも出てきた。彼は自分が良くなると友人や身体の具合が悪い人がいれば気軽に足を揉んでやった。ちょいちょいやってきては、

「先生、これからボランチャ（ボランティア）に行ってくる」とよく言っては、何人か集まっているグループの人たちの足を揉んでやったり、教室で勉強した『食べ物や養生』の話をみんなにしてやったりしている。そういうグループがあっちこっちに誕生していて、新しい生き甲斐と目標が出来たようである。

O・Eさんが実践した養生法

彼が早く良くなった一番の原因は、奥さんが率先して行動を共にしたことである。教室で十回の講座を、食生活、足揉み、気功と二人で一緒に勉強し、習得し実践したことである。特に朝晩毎日二回お互いの足を揉み合ったことは一番の効果だと思う。

講座の時間に私は彼に、

「人間の身体で一番大切なところはどこですか」と質問を投げかけたことがある。そしたら彼は「それは先生、心臓ですわ」と言ったのを今も覚えている。

「そうかなぁ、奥さんはどこだと思う?」と聞くと、

「私は肺だと思います。だって息をしてるし、呼吸が止まったら死んでしまうし」

他の人はどう、とみんなに聞くと、そりゃ頭とか脳とか心とか、いろいろ返事が返ってきた。

「私は絶対違うと思うよ。一番大事なもの、一つだけだったら絶対足だよ。なぜなぜでお話しするよ。おかしいと思う人は反論してよ。

おもしろいよね。今の質問をお医者さんにしたらどう言うだろうね。心臓外科の先生に聞いたら、『そりゃ、心臓や。心臓止まったら一発で死ぬだろ』と。

今度は脳外科へ行ったら何と言うだろうね。『そりゃ脳だよ、脳死と言うだろう』。また

次の呼吸器科へ行った、やはり自分の専門の答えが返ってくると思う。

　私はこの答えを別の角度から調べてみたよ。ことわざとか格言から見てみると、おもしろいよね。心臓が大事とか脳や頭が大事とか、肺も心《こころ》もない、ところが足だけはいっぱいある。『人間足から老化する』『足腰が立たなくなる』『足の裏を第二の心臓』、お金のことを『お足』、使い過ぎたら『足りないよ』。『やくざが足を洗う』『足をすくわれないように』とね。決定的な言葉があるよ。この言葉を何回もつぶやくと本当に幸せな気持ちになるよ、喜びが湧いてくるよ、何だと思う？　うん、わからない。それはね、『満足』。ね、足が満たされるだよ、満足、満足、満足と何回もつぶやいてごらん。にこにこしてくるよ。じゃあ、なぜなぜで話そうか。足が疲れた時、足がだるい時、どんな気持ち？　仕事が溜まっていても『もういや』、もう寝ようだよね。反対に足が軽い時はどう？　ルンルン気分だよね。気分もいいし、仕事もはかどる。しないでいい仕事までやる気になる。ああ、ハッピー、生きててよかったなんてね。

　だから足が健康でないと本当の喜びは湧いてこないと思うよ。だから満足だよね。充足とか、不足の至りという言葉もあるよ。昔の学者は足の本当の意義を知って、こういう言葉を作ったと思うよ。

　次にもう一つ話そうか。東洋医学では人間も自然の一員だから、動物や植物と同じ次元で考える。天と地があって、そのすき間に生かされているわけで、この大地に接している足を何と見るかと考えた時、人間の足は木の根っ子と同じ働きを持っているんじゃないかと思う。

木は木の根より水や大地の気を吸い上げて成長する。人間も他の動物も足の裏から大地の気を吸い上げていると考えられる。私の気功法も足の裏から大地の気を吸い上げ、頭の上から太陽の陽気を呼吸法によって取り入れる。もし、木の根が腐ったらどうなる？　木は枯れてしまうよね。枝は切っても生えてくるということは、根っ子が一番大事だよね。人間の足も一番大事で、だから足の裏に内臓のつぼが密集していて、大地の気を取り入れる接点になっていると考えられるよ」

彼は私の言う『五つの基本原理』を忠実に実践し、生活も一変した。充実した人生を送っている。奥さんと二人で、よく旅行したり、海や山へもよく出かけているそうである。

⑫結婚して七年、子どもが出来ないA・Mさん・三十二歳

彼女は結婚して七年になる。子どもが欲しいが、出来ない。ご主人も家業の商売の跡取りの男の子が欲しいらしい。病院もあっちこっちたくさん行って診てもらったり、排卵誘発剤などいろいろの治療を受けたが、全然妊娠しないとのこと。以前に子宮筋腫だったA

さんの紹介で相談に来たとのことである。

「Aさんから先生のことといろいろ聞きました。先生は漢方の古典の研究とか、気功や食養などいろいろ勉強されていて、治療をされているそうですね。彼女から先生の『五つの基本原理』も詳しく聞き、私びっくりしました。頭をぶん殴られたような衝撃を受けました。当たり前のことが全然わかってなかったんですよね。だから私、先生に助けてもらおうと思い、すぐに電話を掛けて飛んできましたの。私、赤ちゃんがどんなにしてでも欲しいんです」

「そうだよね、気持ちはよくわかるよ。健全な家庭には絶対子どもは必要だよね。なに、あなたが強く望んでしっかりした生活をすれば必ず出来るよ。ところで御主人の方に問題はないよね、精子はあるよね」

「はい、検査ではたくさんいて問題はないと言われました」

「じゃ、あなたがしっかりがんばることだよね。大丈夫だよ、きっと赤ちゃんは出来る。今ね、あなたと話をしている間に、なぜ子どもが出来ないのか、妊娠しないのかを考えて、私独自の診断法でいろいろ診ていたんだ。

原因がわかったよ。あなたの顔色や身体の線、体型などから、生活や食事の間違いなどがね。

今から説明するから、違っていたら言ってよ。一番の原因は『冷え』だよ。食べ物で冷える食べ物を多く食べ過ぎているよ。生野菜が好きだろう。レタスなどのサラダとかキュウリやトマトなど、ドレッシングを掛けてよく食べるだろう。それに量もたくさん食べるのと違う？　キュウリ、ナス、トマト、ピーマンなどの夏野菜や、特にメロンやバナナ、パイナップル、柿などの果物は好きでたくさん食べているのと違うの？　それにジュース類も多く飲んでいると思うよ。コーヒーもよく飲んでいると思うよ。紅茶よりコーヒーが好きと違う？」

「先生、どうしてそこまでわかるの？　いややわ、先生に私の生活を覗かれているみたい。いやぁ、不思議やわ先生、どうして？」

「顔色を診ても、色は白いし、それに黄色い土の色が出ている。これは血も少なく貧血で、胃も悪いということ。胃も下垂してしまっているよ。もっと悪いものをたくさん食べているよ。食パンにバターをこってり塗って食べてるでしょう。菓子パンが好きで、それに洋菓子、バターがたくさん入っているものを特によく食べている。他にもチョコレートやアイスクリームなどね」

「先生どうしよう、そんなに身体に悪い物ばかりを食べていたんですか？　先生の言うこと全部当たっている。どうしよう、どうしたらいいですか」

「うん簡単だよ。あなた自身が変わればいいんだよ。悪いことをやめて良いことをしたらいいんだ。大好きな赤ちゃんを授かる身体の環境を作ることだ。次になぜ赤ちゃんが出来ないのか、どうしたら出来るようになるのかを、私の『なぜなぜの医学』で説明するよ」

◎なぜなぜの医学

「私は最初に診た時に冷えが一番の原因だと言ったよね。身体を冷やす食べ物や飲み物を多く摂り過ぎたために、胃が冷え、そして腸やおなか、子宮と冷えてきたんだ。冷えると子どもは出来ないよ。なぜなぜで説明するよね。

昔、二千年も前の漢の時代に書かれた『黄帝内経素問《こうていだいけいそもん》巻之一』の『上古天真論《じょうこてんしんろん》』に次のように述べられている。女子は十四歳になると生殖器が発育し成熟して、月経が巡ってくる。二十八歳に体は最高の状態で三十五歳になると衰え始めるとしている。あなたは今三十二歳、二十八の盛りは少し過ぎたけど、衰え始めるのにあと三年あるということ。ラストチャンスだよ。そう思ってがんばることだ。なぜこの話をするかと言うと、二十八歳が一番子宮の中の温度が高いということ。つまりね、子宮内壁が熱いから、そこに受精した卵子がペタッとくっつくわけだ。ところが冷えていると内膜が冷え、水が集まってきて湿ってしまって、卵子はくっつかないで流れていってしまうということになるよ。

それに脂《あぶら》、バターとかラード、ヘットなどの動物性の脂肪、これもあなたの不妊の原因になっていると思うよ。私はこういうふうに考える。動物性の脂肪は常温で固まる性質を持っている。食べた時は溶けていても、冷えた所へ行くと固まってこびりついてくると思う。自然の法則だからね。子宮内膜に脂がくっついていたら受精卵は着床できないよね。だから、食べ物の養生が一番大事だけど、もっともっとやることがたくさんあるよ。五つの基本原理を思い出してごらん。太陽が生命の源だから、太陽にお願いしなさい、『赤ちゃん授けて』とね。そしてできるだけ日光浴をしなさい。おなかを向けているとぽかぽかとして身体が温まってくる。そして、しっかり運動して汗をいっぱいかくこと。早足で歩いたり、走ったり、跳んだり跳ねたりね。下半身を特に動かしておなかを温めること。お風呂も下半身浴がいいよね」

A・Mさんが実践した養生法

私は週に二回治療に来てもらって、彼女の足のつぼや背中の経絡を揉んだ。そして下腹へ気功の治療も行った。治療が終わっても、先生おなかが温かくて気持ちがいいとよく言った。彼女には下腹へ手を当てて、気を送る呼吸法を教え、太陽へ向かっての気功を朝からと昼からの二回、三十分ずつやってもらった。

食養生は徹底してやっていると、来るたびに報告してくれた。胚芽米に根菜類、特に鮮度のよい魚をさしみで毎日たくさん食べてもらった。野菜は、ねぎ、にら、らっきょう、にんにく、生姜をたくさん食べるように勧めた。

運動は汗をびっしょりかくまで激しくやったそうである。

「だって、先生が、妊娠するまで縄跳びやランニングで子宮の内膜が熱くなって乾くまでやれ、そしたら子どもは出来ると言ったじゃないの」と、笑ってよく言っていた。

彼女は五カ月目に妊娠して、その後の経過も順調で、無事男児を出産した。時々子どもを連れて遊びに来る。

「先生、肩凝った？　腰痛いの？」と言って揉みに来る。

⑬明神岳の麓、徳沢紀行

十月二十二日、上高地に降り立ったのは三時頃だっただろうか。カメラ片手に梓川沿いに美しく黄葉《こうよう》した、唐松の景色を写真に収めながら、夕景を楽しみつつ山荘へ向かった。

翌朝、四時起床、四時半に山荘を出発して徳沢へ向かった。外に出るや、暗黒の世界、足元も全然見えない。空には宝石のような星が満天の輝きを見せていた。ヘッドランプを着け、歩き出すとすぐに山道の上りになった。風はなく、木々の葉の音も何も聞こえない静寂の世界。私一人だけが真っ暗な山道を、ヘッドランプを頼りに足元を見ながらどんどん山奥へ入っていった。木々の間より星が手に取るように近くに輝いて見える。初めての暗黒の森の世界への登山だけれど、不思議と怖さはなかった。

十五分ほど森の中の道を進んでいった時、急に「ウワー」とも「ギャ」とも言えぬ、その中間の叫び、続いて「ウォ、ウォ、ウォ」と、けたたましく吠えられた。私を威嚇してきたのである。身体に戦慄が走った。何の気配もなく、いきなりだったので身がすくんだが、不思議と怖さはなかった。そのまま止まらずに歩きながら、私は大きな唸り声のような低い声で「ウォー」と叫び返した。一瞬、猿の声が止んだ。向こうもびっくりしたんだろう。後の声はだんだん小さくなっていったので、私は無視して同じペースで歩いて、そこを通り過ぎたが、後を追ってくる気配はなかった。今思えば、この猿はボス猿で明神岳の神域の入り口の番人だったたと思う。私は許可されて入れたと思った。

途中からやっと足元が明かりなしで見えるようになったので、ヘッドランプを消し、ただ静寂な森の中を歩いた。一時間くらいで徳沢へ着いた。森を出たら急に目の前が開け、目の前に明神岳が雄姿を現した。感動して身震いがして立ちすくんだ。完全なる大自然の大パノラマである。わぁ、ここは神域だ、美しい！

私はそこに三脚を立て、カメラをセットして、しばらく待った。夜が明けるにつれて刻々と変化する景色、もうすぐ山頂を太陽が照らす、その瞬間を写真に撮るべく、その時をじっと待った。手袋をしていても冷えてくる氷点下の世界だ。山頂がだんだん赤く染まっていく。もう来るなと思った瞬間、山頂に太陽の光が走った。神様が降り立った！　何と神々しい光ではないか。私はただただ夢中で何回もシャッターを切った。刻々と変化する山容、瞬時に変化していく景色、美しい、何と美しいことか。私は思わず「ありがとう」と叫んでいた。明神岳の正面に立ち、この感動に浸りながら、至福の時を味わっている。私は生かされているんだ、導かれてここに来たんだ、ここは神の庭だ。完全無垢の汚《けが》れも汚《よご》れも微塵もない、神々の住む場所に今立っている。なんとこの空気の透明さ、なんとこの透き通る明るさ、山々の原色の色、唐松の黄葉《こうよう》した原色の黄色《きいろ》、河原の石、流れる水の色、すべてが原色の汚れのない完全な色をしていた。

太陽がすべてを照らすようになったので、私は広大な河原に降りて、ごろごろした白いきれいな石の上を歩きながら本流の近くの石の上に腰を下ろした。誰一人といない河原で朝食の弁当を広げて、川の流れの音を聞きながら、おいしい空気とおいしい景色を共にいただいた。時間はゆっくりと流れた。腹もいっぱいになってくると、少し眠気が差してきた。リュックを枕にごろんと横に大の字になって、目の前の明神岳と快晴の青い空を見ながら眠りに入った。十五分ほどぐっすり眠ったところで背中の石の痛さで目が覚めた。なんという解放感、なんという充実感、これは都会での生活では絶対に味わえない幸福感だ。すべての生物は自然に生かされているという実感、自然と共に生きることの喜びを現代人は忘れているんだなあと、つくづく思いながら、帰途に就いた。帰りの森の道は斜光線が木々に陰影をつけ、美しい光を放っていて素晴らしかった。来る時は暗黒の世界も、戻る時は美しい光のシャワーと紅葉《こうよう》の美しさを味わいながらの下山だった。

私がここで言いたいことは、『人間も自然の一員』だということ。自然に生かされている。こうして森や山、川へ出かけていけば癒され、充実した気分になる。自然は偉大なホスピスだ。たとえ死期が近づいているような人でも、この原生の大自然の中に入っていけば、奇跡的な爆発するような生命力が蘇るのではなかろうか。大都会の中の生活ではありえないことだ。都会の中で生活する現代人は太陽も浴びることも少ないし、車の排気ガスや工場の煤煙に太陽もさえぎられ、酸素の絶対量も不足している。殺菌作用のあるオゾンもないだろう。森の木々から発生するガス状の気体を、学者はフィトンチッドなどと言うが、癒しの効果と強い殺菌力を持っている。森林浴をしながら、できるだけ深呼吸をして歩けば素晴らしい効果を得ることができる。

都会で仕事をしている人たちは会社の休日の時はできるだけ、山や海へ出かけ、大自然の空気を吸って、身体をリフレッシュしてほしい。会社も率先して企画を立て指導すべきである。仕事の能率も上がり、健康増進し、医療費もうんと減ることになる。先々の養生をすることである。『養生は最高の治療法・健康法』と私は言いたい。

⑭周参見の船釣り

一月十七日（日）、朝六時、光洋丸の桝本船頭と周参見沖（和歌山県西牟婁郡すさみ町周参見）に出船した。

出船前は少し風も吹いていたが、出港前には風も止み、天気もよく、最高の釣り日和であった。今は上《かみ》の日の岬沖でメジロ（注8）がよく釣れているので、釣り客は周参見には来ない。私一人の釣り客で乗り合い船も貸切りの状態である。船頭と最近の釣果を話してみても、あまりよくないとのこと。

十分ほど船を走らせてポイントに着いた。水深六十メートル、ここはイサギや鯛のいる場所である。釣り始めて二投目に当たりがあり、三十センチのイサギが上がってきた。次はイサギがダブルで二本針の仕掛に掛かってきた。次もダブルで良型のイサギを釣った。その次は、今度は竿先にずしっと重たい強い当たり、竿を立ててリールを巻きにかかると強力に締め込んで竿先が海中へ突っ込んでいった。これは大きい。大物だ。ドラッグを少し緩め糸を出す。糸を切られない程度にブレーキをかけてはいるが、糸はどんどん出ていく。竿は大きく弧を描き海中へ入ろうとする。二十メートルくらい糸を持っていかれてやっと止まった。竿を立て魚の頭をこちらに向かせ、糸を巻く。竿は弓なりになって、腕に力が入る。ずしっと重たい。十メートルほど糸を巻くとまた下を向いて一気に潜っていく。すばやくリールのドラッグを少し緩め、糸の強度と竿の弾力を考えながら、糸を切られないように糸を出すと、やはり十メートルくらいは持っていかれる。糸が五号と細いので油断すると簡単に糸は切られてしまう。やっとこちらを向かせ巻き上げにかかる。六～七回この状態を繰り返してやり取りをしたが、なかなか上がってこない。まだ魚は二十メートルしか上がってきてないが、やがて、こちらの力に負けて弱ってきたのか少しずつ上がってきたので、少しペースを上げて糸を早く巻いた。まだ油断はできない。急に反転して、潜って糸を切ろうとする。それだけの遊びを糸の強さにも、竿の角度にも、また自分の気持ちの余裕も計算して備えてないと、細い針素は簡単に切られてしまう。

不思議と落ち着いていて気分にもゆとりがある。腕は痛くて竿を放りたい気分だが、今の魚とのやり取りが魚釣りの一番の醍醐味、だいぶおとなしくなって、あと十メートルくらいの所まで来た時、船底に驚いたのだろうか、また反転して一気に二十メートルくらい潜っていった。糸を出してやり取りし、その後は弱ってきたのかゆっくり上がってきた。

五〜六メートルくらいの所で海中を覗くと、大きな魚影、白く、赤く光る。たもですくい上げると八十センチ、五キロ弱の鮮やかなきれいな赤い光を放っている大鯛であった。

その後も続いて三十〜四十センチの鯛が四枚上がった。同じ場所に今まで何度も釣行しているが、真鯛には五、六年お目にかかってなかった。それなのに今日は鯛五枚。気をよくして釣りを楽しんでいると、今度はさらに強烈な当たり、一気に竿を締め込んで海中に竿先が舞い込んだ。とっさにドラッグを緩め糸を送り出す。糸を五十メートルくらい一気に持っていく。やっと止まってこちらを向かせるとしめたものだ。魚は前進しかできない。リールのドラッグを締めて一気に糸を巻く。しかし、これはけたはずれに重い。首をふって突っ込もうとして暴れる。私の腕も悲鳴を上げる。痛みが走る。握力もなくなってくる。筋はパンパンに張ってくる。しばらくするとまた一気に二十メートルくらい潜っていく。止まったらリールを巻く。六〜七回繰り返し、やっとのことで上がってきた。六〜七メートルのところまで来たので海中を覗くと、大きくて長い、青物だ。たもですくい上げると鰤《ぶり》であった。体長八十五センチ、七キロオーバー。この鰤は私の釣り針に掛かった二十五センチくらいのイサギを追ってきて丸飲みして、その針が胃袋に引っ掛かっていた。

その後、小型のカツオ二匹、グレ、にざ鯛が釣れ、合計六目、十八匹で、大型クーラー三十五リットル一杯、鰤は大型の発泡スチロールの箱に尻尾を切り落として入れて持って帰った。

思えば、私の釣り人生六十年の中で最高の釣りとなった。今まで大物のカンパチ、鰤、マグロ、鯛、クエなどたくさん釣ってはいるが、今回は赤物の大鯛、青物の鰤、カツオ、イサギ、グレ、にざ鯛と良型ばかり六品目十八匹、二十五キロの大漁であった。


魚釣りは私の人生に大きな意義を持っている。子どもの頃、長崎市に住んでいて、近くの川や海でフナやウナギ、ハゼ、小アジなどたくさん釣ったし、高校三年間は、郵便局に勤めていたおやじが転勤で平戸（長崎県）に行き、私も転校、その時おじいちゃんが伝馬船を買ったので、学校から帰ると毎日のように、舟の櫓を漕いで釣りに出かけ、キス、ベラ、ガシラなどをおもしろいように釣ったのを今も思い出す。集団就職で大阪に出てきてからも、休みの日は、川や渓流や海でいろいろな釣りを楽しんだ。三十～四十代は海の磯釣り、投げ釣りが中心で、五十歳から船釣り専門となり、鯛、イサギ、アジ、サバ、カツオなどが主に、たくさんの魚を釣ってきた。

魚釣りのよいところは、都会の雑踏を逃れ、大自然の海や川、山などの中で、自然のきれいな空気を思い切り吸えることだろう。大自然の懐に抱かれ、燦々と降り注ぐ太陽の光を浴び、おいしい空気を存分にいただく。広大な自然は素晴らしい解放感と充実感を与えてくれるし、自然に生かされているという実感が湧《わ》き上がってくる。また自然は美しい。――美しい空・空気・水・海・山などなど……。その美しさの中にいる時ほど、私も清浄な気持ちになれて、心が洗われる。

日の出前に出船して、釣り始めてから、朝日が昇ってくる。稜線が金色《こんじき》いろに輝き燃え、朝日が顔を出す。私はこの時を待ってから、太陽に向かって気功による深呼吸をして、太陽の陽気を思い切り吸い入れる。すると身体全身に震えるような感動が走る。太陽に生かされている実感・生命の躍動、気が全身に充実して満たされた気分に浸る――至福の時である。

釣りは特に体力を必要とする。船がよく揺れるので、座っていても足はふんばり、腰でバランスを取り、竿の上げ下げ、魚とのやり取り、全身運動である。

釣った魚を食するのも楽しみの一つだが、生きた魚、新鮮な魚が食べられるのが一番である。生きた魚には『気』がある。死んで時間が経つと気は抜けてくる。昼前まで釣って、夕方には食卓にさしみとして出せる。魚を締めてくるので仮死状態で気はまだ十分にある。酒を一本つけてさしみをたくさん食べると、疲れた身体もすぐに回復する。夜はぐっすり眠れて、朝早く目が覚める。目覚めがよくて、頭もすっきりしていて、鼻歌が出るような気分の壮快さである。

私はこの生きたものの『気』をはっきりと認識させられたことがある。それは忙しくて釣りに行けない時、また、海が荒れて行けない時に、市場を三〜四軒回って新しい魚を買ってくる。近海もので天然のものの魚、それをさしみにして酒を一本つけて食するが、完全に気は抜けているのだろうか、元気は出てこない。疲れも取れない。食べ物は生きているもの、気がある物を最上の物とする。それらをいつも食べている農家の人や漁師の人たちが『元気』なのは当然なことだとつくづく思う。

私は『五つの基本原理』――「太陽を浴び」・「自然の中で」・「動物のように」・「生きた食べ物」・「深い呼吸」――これらが健康を維持増進していくための必須なものであると信じて実践をしている。

第二章　東洋医学の根底にある考え方

1　未病の考え方

①上工は已病《いびょう》を治さず未病《みびょう》を治す

未病とは『いまだ病まず』とか、『いまだ病まざる』と読み、病気に侵された部分（已病）ではなく、まだ病気になっていない部分が未病である。

そこで、おもしろいのは、普通は病気をしたら病院へ行って診てもらうわけではあるが、一般的には、医者は、例えば、胃や肝臓が悪い場合は、その病気――胃や肝臓を治そうと治療をする。

ところが、「上工（熟練した医者・名医）は肝臓病など、病気になったところは治さないで、病気になっていないところを治す」と言っているのである。

病気は進行して、どんどん悪化していくので、病気になっていないところも、いずれ侵され、生命力は弱まって死んでしまうから、まだ病気をしていない元気なところを補強し万全にして、病邪の進入を防ぎ、他の臓器も補強していくので、結果として、病気に侵されているところ（已病）も良くなるという考え方である。

先日、テレビでロシアの森林火災を放映していたが、燃えている所（已病）には手を出さずに、風下のまだ燃えていない所（未病）の木を切り、下草を刈り取り、延焼を防ぎ鎮火をさせていたが、それによく似ている。

病気になってしまって医者に行っても、すでにひどくなっていて、手のほどこしようもない、手遅れの状態になってしまっている場合が多い。

なぜ病気にならないように普段の養生をしっかりとしていないのであろうか。

それはちょうど戦争によく似ている。敵が、わぁーと攻め込んできたので、あわてて今から戦うための武器を作ろうとしている。これではとても間に合わないし、話にもならない。

敵（病邪）が城壁（皮膚）を破り突破し、城内（体内）に進入し、王様の部屋（内臓）まで入り込んできた。王様は手傷を負っている、素手である。あわてて武器や兵士を探しても、もうどうにもならない。手の打ちようもないのではないか。

中工（普通の医者）は王様が手傷を負っているのを見ても、王様を助けられるかどうかわからない。もうそこまでもたどり着けないかもしれない。下工（未熟な医者）は敵（病邪）がどこまで進入しているのかわからないため、王様を助けにいくこともできないから、為すすべもない（治療もできない）、王様を見殺しにしてしまうことになる。

なぜ普段から敵に攻められないような方策（養生）をしていないのであろうか。
上工（名医）は敵（病邪）が進入しないように万全の守りをしているから、敵（病邪）は全然入り込むすきもない。先々の万全の方策（養生）を立てているからである。だから戦争（病気）などありえないのである。万が一、王様のところまで敵が進入しても、安全なところは知っているので、そこへ誘導し、周りを固め補強し、敵を撃退することができるのである。

（次に『金匱要略《きんきようりゃく》』〈紀元三世紀初め、東漢の張仲景《ちょうちゅうけい》が著したもの〉の中の未病の説明を、肝臓の病を例にして書かれているので要約してみます）

「『上工は未病を治す』という言葉があるが、いかなる意味なのか」と黄帝が質問したのに対し、先生は次のように答えた。
「もし肝臓に病気がある場合は、病は必ず脾臓に波及します。上工はその道理を知っていますから、まず影響を受けないように脾臓を強くする方法を取ります。ただし、脾臓の働きが盛んな、四季の末期のそれぞれの十八日間は、脾臓は肝臓の病を受けることはないので脾臓を強化する必要はありません。

中工は、肝臓から病邪が次に脾臓に伝わっていくことを知らないから、肝臓の病を診ても脾臓を強化することなどわからないので、肝臓を治療することしか考えないのです。

ところで、肝臓が熱を持っていたり、腫れていたりする実症の治療と、肝臓が冷えて働きをなくしているような虚症の治療は同じでないことをはっきり認識をしていないといけません。

肝の虚症の病を治療するには、酸味の薬物で補って、すでに病んでいる肝臓の働きを強くし、さらに苦味の薬物でまだ病んでいない心臓の働きを助け、その上、甘味の薬物で脾臓を調和しなければなりません。

なぜなら、酸味は肝に入り、苦味は心に入り、甘味は脾に入れば、脾臓は強くなり、病邪の進入を抑制し、そうすることによってさらに腎臓の過剰になっている働きを抑えることができます。そうすることによって、腎臓の過剰な水を処理する力が弱くなって、水と火の均衡が変わって、心火が盛んになります。そうすると心臓の働きは強くなって、心火の熱は肺の過剰になっている働きを攻撃します。そうすると肺の過剰な働きが抑えられ、肝臓を攻撃できなくなりますので、肝臓の働きは良くなってきます。だから肝臓の病も良くなってくるのです。これは脾臓を強くすることによって、肝臓を治すという重要な方法

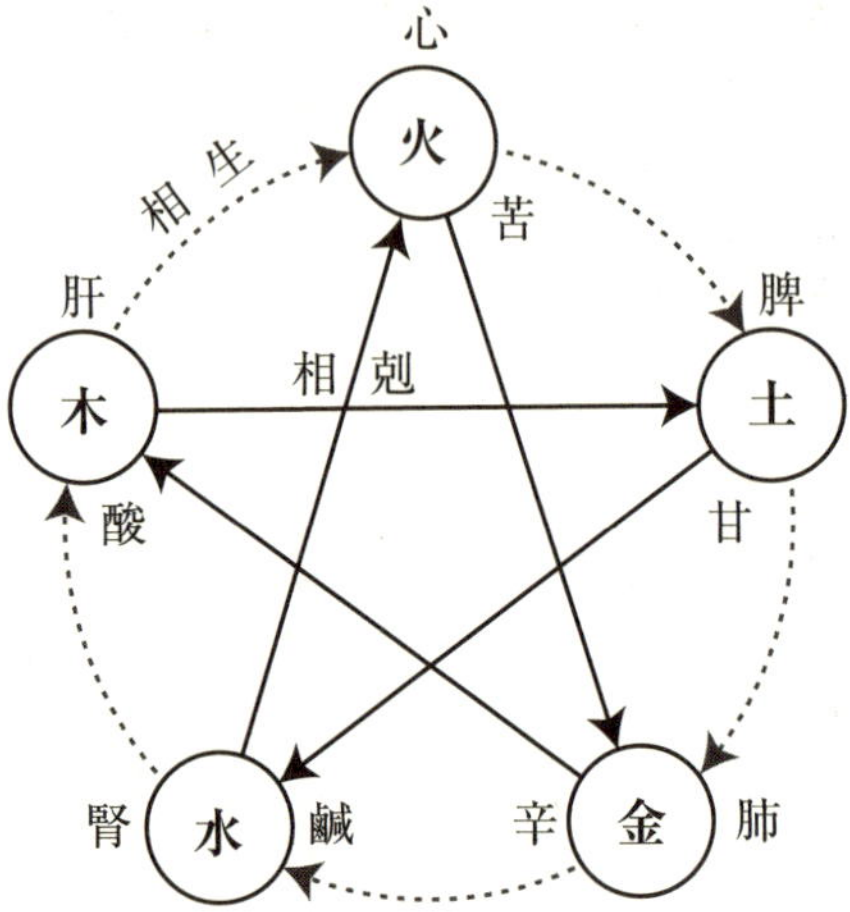

五行の相生、相剋の関係で説明している

相生は助ける関係
相剋は傷つける関係

肝木は腎水を得て育つ（相生）
肝木は肺金に傷つけられる（相剋）
肝木は病んで弱っているので補うのに酸味で強くし、さらに苦味で心火を強くし、さらに甘味のもので脾土を強くすると、脾土は腎水を剋するので腎水は弱まり、心火を攻撃できないので、心火は燃えさかり、肺金を剋する。肺金は力が弱まり、肝木を傷つけることができないから肝木は元気をとりもどし、病は治る。この場合は、肺金の異常で肺木を傷つけていることによって肝臓が病んでいるので、脾臓を補うことで五臓のバランスがとれて治る。

なのです」

〔補註〕

天地には陰陽があり、天の陽の気には五つの働き（五気）がある。風（春）・寒（冬）・暑（夏）・湿（長夏）・燥（秋）の五気が、人体のそれぞれ、肝臓（風）・腎臓（寒）・心臓（暑）・脾臓（湿）・肺（燥）の五臓に作用し働きかける。

一方、地の陰の気は食べ物の味となり、人体の各臓器に働きかけ、人体の形を形成する。酸っぱい味の物は肝臓へ、鹹《しおから》い物は腎臓へ、苦い味のものは心臓へ、甘い物は脾臓へ、辛い味の物は肺に入り作用する。

天・地・人はそれぞれの連係の上に成り立っていて、その均衡が破れた時が病気である。天と地の間に、その陰陽の気を受けて生命を維持している人間や生物は、天の五気が順調であれば、健康で平穏に生きられるが、乱れると五邪となって人体に襲いかかってくる。

それは風邪・寒邪・暑邪・湿邪・燥邪となり五臓を攻撃する。そして肝臓病（風）・腎臓病（寒）・心臓病（暑）・脾臓病（湿）・肺病（燥）となる。

また地の五味の均衡を人体が保っていれば健康を維持できるが、その均衡が破れた時が病気である。すなわち、肝臓病（酸《さん》）・腎臓病（鹹《かん》）・心臓病（苦《く》）・脾臓病（甘《かん》）・肺病（辛《しん》）となる。

天の運行（五行）は木《もく》・火《か》・土《ど》・金《こん》・水《すい》によって表され、木が燃えて火となり、火は消えると土を生じ、土は固まって金を作り、金より水を生み出し、その水は木を育てるというように循環し運行している。これを相生《そうしょう》といい、お互いを助け合い、お互いに生じ合う関係である。

反対に互いに傷つけ合い、破壊する関係を相剋《そうこく》といい、木は土の養分を吸い取り、渓谷の土砂が川の流れを止《と》めるように土は水を阻害し、水は火を消し、火は金を溶かし、金は木を切り倒すという具合である。

したがって、人体の臓腑が侵されれば、相剋の関係で病は進行し、やがて死に至る。

ここでは肝臓に病気が生じた場合を例に書かれているが、上工は肝臓（木）より次は脾臓（土）へ病気は進行するのを知っていて、そして次は腎臓（水）へ、腎臓（水）より心臓（火）へ、心臓（火）より肺（金）へ、肺（金）から肝臓（木）へと進行していくわけだから、まず病気が進まないように脾（土）を補強する。

そのために甘味の薬物を用い脾（土）を強化し、肝臓（木）を酸味の薬物で補いながら、相生の関係にある心（火）には苦味の薬物を用いることによって脾臓（土）の働きを助け強化していくことによって、巡り巡って肝臓の病を治すことができるとしている。

臓に入った病は陰の極で、死の一歩手前の状態であるから、中工のように肝臓だけを治療しても治せないが、上工は病気がそれ以上に進行しないように、まだ病んでいない臓器――いまだ病まず（未病）の状態――治療しなければ当然、侵されて病気になる脾臓への病気の進行を防ぐための治療をし、他の臓器を強化したり、五臓の均衡をはかることによって肝臓の病気を治すことができる。――これが『未病を治す』ということなのである。

②上古天真論《じょうこてんしんろん》

上古天真論には未病についての養生法が詳しく書かれている。

『上古』とは、人類の生活がまだ初期の頃の大昔のこと。『天真』とは、先天的な普遍の真理で、大昔の『真人』がよく養生の道を研究し、極め、寿命を延ばしていたことを、この篇では説いている。

人の生も死も、成長、衰退、長命か若死にも、すべて『天真』の衰退にかかっているので、生を養い、精を保つことが長寿の方法であるとしている。

昔、皇帝（軒轅《けんえん》黄帝）は生まれながらに神霊があり、とても聡明で、素晴らしくて賢く、小さい時からよく話をすることができ、幼年時代より、物事に対する理解力がとても強く、成長して誠実・実直・敏達な態度と風格を持ち、成人して天子となった。

その皇帝が側近の名医・岐伯に聞いた。

「大昔の人はみな百歳になるまで生き、しかも動作も衰えないと聞いている。ところが現代の人は、五十歳になるやならずで皆動作が衰えるのは、これは時代環境が異なっているためなのか。それとも、人々が養生をしないためなのか」

岐伯が答えて言うには

「大昔の人は、その道を知るものはほとんど、天地の変化（陰陽）にのっとり、生活を調整し、いろいろな修養方法に合わせて身体を鍛錬し、飲食には節度があり、労働と休息にも一定の規律があり、みだりに動くことをしませんでした。それゆえに肉体と精神とは、とても健やかで盛んであり、調和がとれていて、寿命が尽きるまで生き、百歳を過ぎて天命を全うしてこの世を去ったのです。

現在の人はそうではなく、酒を水のようにガブガブ飲み、むちゃくちゃなことを当たり前のようにして生活し、酒に酔って房事（セックス）を欲望のままに行い、色欲のおもむくままにして、精気を使い果たし、その真元を消耗してしまう。精気を充満し、保つことを知らずにいつも精力を使い果たし、一時の快楽をむさぼり、養生しなければいけないのに、それらに逆らって、かえって享楽しています。生活に節度がなく、労働と休息を十分にしないのです。だから五十歳になるやならずで衰えてしまうのです。

古代の修養の道理を深く理解した聖人は、人々に教え導いていくにあたって、いつもこう言ったものです。『体力が弱っているとき、外から入ってくる邪気や風邪によって身体を侵されるのを避けるためには、いつも心が安らかで、静かであれば、体内の真気がこれに従い、精神が体内を護るので、どうして病邪が入ってくるはずがあろうか』と。

このため人々の心は極めてのどかで、欲望も少なく、心も安定していて、恐れることもありませんでした。体を使っても過度に疲労することなく、気持ちもいたって平静で順調でした。だから、それぞれの願望とすることはすべて満たされていました。そのゆえに、普段の食べ物もおいしく思い、着るものも着心地よく思い、風習を楽しんで、地位の高い低いをうらやむことなく、人々はいたって素朴で誠実でした。

こういうわけですから、おいしいごちそうを見ても特別に食指を動かさず、みだらな悪い思いや誘惑も、その心を惑わせることはなかったのです。愚鈍、聡明、有能または不肖な人を問わず、何事に対しても全く恐れることはありませんでした。だから彼らがあらゆる点で養生の道に合致していたのです。

年齢が百歳を超えても、動作が少しも衰えなかったわけは、これは彼らが養生の道理をすべてわきまえていて、その徳を全うしていたからで、病気の危害に遭うことはなかったのです」

皇帝が質問する。

「年をとって老いたら、もう再び子どもを産むことができなくなる。これは精力が枯れてなくなってしまったためなのか。それとも、天から与えられた年限があるからなのだろうか」

岐伯が答える。

「女子は七歳にして腎気が盛んとなり、歯が生え替わり、毛髪も長くなってきます。十四歳になると、陰精が発育し、成熟して、任脈（注9）が通じるようになり、太衝の脈（注9）が旺盛になって、月経が時に応じて巡ってきます。二十一歳になると、腎気が充満し、智歯《おやしらず》も成長し、身体の丈も伸びきります。二十八歳になると、筋骨はしっかりして、毛髪の伸びも最高となり、体も最も盛壮となります。

三十五歳になると、陽明の脈が衰え（注10）、顔はやつれ始め、頭髪も抜け始めます。四十二歳になると、三陽の脈（太陽・少陽・陽明）は衰えて上に昇ることができにくいために、顔色は全くやつれ、髪もまた白くなり始めます。四十九歳になると、任脈は衰退し、弱って、太衝の脈も衰退して、天癸《てんき》（注10）も渇き月経も停止してなくなります。だから身体は老い衰えて、もう再び子を産むことはできません。

男子は八歳になると、腎気が充実し始め、毛髪も長くなり、歯が生え替わります。十六歳になると、腎気が旺盛になり、天癸は発育して成熟し、精気が充満して射精することができ、男女和合して子を産むことができます。二十四歳になると、腎気が充満し、筋骨はしっかりと出来上がり、智歯が出て、体もまた伸びて、もっとも盛んになります。三十二歳になると、筋骨隆々として肌肉も満ち満ちています。

しかし、四十歳になると、腎気が衰えだし、頭髪も抜け出し、歯は痩せて艶がなくなります。四十八歳になると、陽気が上に昇ることができにくくなり、衰退し渇れて、顔色がやつれ、髪ともみ上げはごま塩のように黒白になります。五十六歳になると、肝気が衰えて、筋脈の動きもままできなくなり、天癸は渇いて、精気も少なくなり、腎臓の働きが衰えて、肉体はすべて弱ってしまいます。六十四歳になると、歯は抜け、頭髪も落ちてしまいます。腎臓は体内の水の調整をする働きを持っていて、五臓六腑の精を受けて、この水を貯蔵しているのです。今、五臓皆衰え、筋肉は解堕し、天癸も尽きてしまいます。だから髪は白くなり、体は重くなり、歩行もおぼつかなくなって、もう再び子どもを産むことができなくなってしまうのです」


皇帝が質問する。

「年老いてもなお子を産むことができる人がいるが、これはどういうことなのか」


岐伯が答える。

「これはその人の天から授かった精力が一般の人を越えていて、経脈の気の流れが常に通じていて、腎気が有り余っているからです。このような人は子を産むことができるといえども、それでも普通の人は、男は六十四歳、女は四十九歳を過ぎずして、男女の精気はすべて枯渇してしまいます」

皇帝が質問する。

「養生の道を極めている人は、歳が百歳になっても、子を産むことができるのか」

岐伯が答える。

「養生をわきまえている人は、真気を保持して老化を退けて、肉体は健全であり、老い衰えません。それゆえ高年齢になっても、それまでどおりに子を産むことができるのです」

皇帝が言う。

「わたしは上古の時代に『真人《しんじん》』と言われる人がいたということを聞いている。彼は天地を動かし、陰陽をよく知り把握していて、天の精気を呼吸し、他の人々とはかけ離れた力を持っていた。いつも精神を守り育て、心身ともに調和がとれて安定していて、精神も肉体も終始一つのもののようであった。だから、その寿命は特別に長く、天年を尽くし全うすることができた。これは真の養生の道を行ってきた結果であり、当然成されたものである。

昔の時代には『至人《しじん》と言われる人がいて、高い徳を持っていて、養生の道を極め、陰陽の変化に調和し、四季の気候の変化に適応し、身体を調え、世間の通俗な生活からかけ離れた生活をし、精気を集め充満させ、神気を集め、宇宙の間に悠然と遊び、遠く八方の外まで見たり聞いたりすることができた。このようであれば、寿命を延ばすことができ、身体も強健なものである。このような人も真人と言える。

その次は『聖人』と言われる人がいる。天地に調和し、順応して生活し、八方から吹いてくる風の法則をよく知り、それに従い、好みを世間の習慣に適応させていた。悩みや怒り、恨むなどの感情変化もなく平常心で、行動は一般と変わりなく、着るものも挙動も俗衆に目立つようなことは好まなかった。外では肉体を疲労させるようなことはなく、内では、精神的な患いもなかった。すべて安らかで楽天的であることを努めとして、自分の心身のためになることを良しとしているので、肉体は衰えず、精神も擦り減らない。だから百歳まで生きることができたのである。

さらに次に『賢人』と言われるものがいて、生活は自然の法則に従い、月・日・星などの運行をよく読み、陰陽の昇降の変化に適応し、四季を分別して養生を行い、上古の真人の行動をまねて真人になろうとしたのである。それゆえに、また寿命も引き伸ばすことができたもの、限界があったのだ」

〔まとめ〕

①養生をわきまえ、陰陽の変化の道理に従って生活を調《ととの》え、養生法に則して心身を鍛練する。――これは疾病を予防するばかりでなく、寿命を延ばすためにも有効な方法である。

②病気には内因、外因があり、外邪を避け、内にある精神の安らぎを計れば真気が調和し病にかからない。――精神の修養、飲食や生活の調節、環境と気候への適応、肉体の鍛錬などの養生の法則を守れば寿命を延ばすことができる。

③人の生・長・老・子を産むということは腎気の主《つかさ》どるところで、養生をわきまえている人は真気を保持することができ、肉体は容易に老い衰えない。

④真人・至人・聖人・賢人の養生法があり、養生の方法によって寿命に大きな差が現れるが、根底には天人合一の思想がある。

2 陰と陽（陰陽論）

古代中国では宇宙すべてにおける森羅万象がすべて「陰」と「陽」によって構成されているという考え方がある。例えば天を「陽」地を「陰」、昼を「陽」夜を「陰」、上を「陽」下を「陰」、表を「陽」裏を「陰」、火を「陽」水を「陰」、熱を「陽」寒を「陰」、男を「陽」女を「陰」などというように、すべての性は陰陽に分類できるとしている。

そして、この世界はすべてこの陰陽の変転消長によって運行されているとしている。それをもっと具体的に言えば、この世界は、無「陰」と有「陽」の根本対照によって成立し、無は一時も休むことなく有を生み、有はまた一時も休むことなくその形を滅ぼして無となる。有は無へ、無は有へと陰から陽へ、陽から陰へと、一時も休むことなく活動しているというのが、この陰陽論の基本的な世界観である。

①漢方医学における陰陽

漢方の古典『傷寒論』は発病から死に至るまでの過程を詳しく述べている書である。

それは、陽から陰へと病気が進行していくという考え方で、その段階を三陽三陰に分類して詳しく解説をしている。

まず、発病した時は十分に体力があり、身体が病気に抵抗して、身体が病気と闘う力がある時がつまり、陽の時期で、病気に負けて闘う力がなくなってくると陰の時期となる。

病気と体力が闘っている時は熱（陽）が出るが、病気に負けて闘う力がなくなってくると身体は冷えて（陰）くる。

病気は皮膚（陽）より筋肉・骨・内臓（陰）へと進行し、陽病から陰病へと移行していく。

まず陽病の陽の部位では病邪は体表にあり、発表によって治る時期である。つまり、皮膚より病邪（菌）を汗と一緒に追い出したり、表《ひょう》（陽）の皮膚の働きを正常にして、病気を治す。

病気がさらに進行すると陰（陽病の陰の部位）へ入っていく。

体内の胃や胸・大腸・小腸・膀胱・胆嚢等に病邪がある時は、中和して小便にして出したり、下剤にて大便に出させたりして治療する。
ここまではまだ体力があり、病邪と体力が闘っているので熱（陽）の症状がある。つまり、高熱が出たり、微熱があったり、汗が出たり、喉が渇いたり、胸苦しかったりするが、これ以上に病気が進行すると、もう体力がなくなってしまって、病邪と闘う力がなくなり、身体は熱（陽）がなくなり、寒（陰）の症状を表すようになる。

陰病の陽の部位は病邪が全身に回った時期であり、そして、陰病の陰の部位は病邪に身体が破られてしまった時期である。陰病になってしまうと薬で身体を温めたり、補って体力をつけ治癒力を高めていくしか治療の方法はないのである。

漢方医学では、病気が発病から始まって死に至るまでの、必ず経過する現実の姿をあらゆる角度から検討して、一つの医学が完成されているが、この医学が他の医学と根本的に異なるのは、その認識の基礎を病因などに置かずに、発病から死に至るまでの経過に置いていることである。そしてまた、治療法もその経過の中に置かれていることである。

陽　自然治癒力が病気に抵抗している時期

- 陽　病邪が体表にあり、発表により治る時期
- 陰　病邪が体内に潜入、中和したり、下すことにより治る時期

陰　自然治癒力が病邪に破られた時期

- 陽　病邪が全身に回った時期
- 陰　病邪に身体が破られた時期

発病 → **死**

発表　汗にして出す

中和　中和して小便に出す
下剤　下痢させて病毒を出す

温剤　体を温める薬を用いる
補剤　体力を補う薬で治癒力を高める

温剤　体を温める薬を用いる
補剤　体力を補う薬で治癒力を高める

②人間の体は竹の筒と同じようなもの（三陰三陽）

人間の病状を知る上で、人体を竹の筒に見立てて説明してみるとよく理解できる（左図）。まず、竹の皮に当たる部分が体表（肌）で、皮膚は体表を覆い、外界と境となる丈夫な皮膜である。

そして触覚・痛覚・圧覚・温覚・冷覚などを感知する感覚器であり、外力・乾燥・微生物の侵入、日光の照射などより体を保護し、また、排せつ、体温の調節と維持、栄養の貯蔵、その他の生理作用を営む大切な役目をしている。

健康であれば、この体表はしっかりと衛《まも》りを固めているのであるが、衛りが崩れると細菌などの外敵に侵入されて発病する。病気は表（陽）から裏（陰）の方向へ進行し、内（陰）に入るほどひどくなる。

③古典医学書『素問《そもん》』の中の陰陽論

『素問《そもん》』は古来より『霊枢《れいすう》』とともに、『黄帝内経《こうていだいけい》』と呼ばれる最古の古典医学書である。漢の時代（紀元前二〇六年～西暦八年）に皇帝（軒轅黄帝《けんえんこうてい》紀元前二六七四年）の名に託されて書かれたものである。

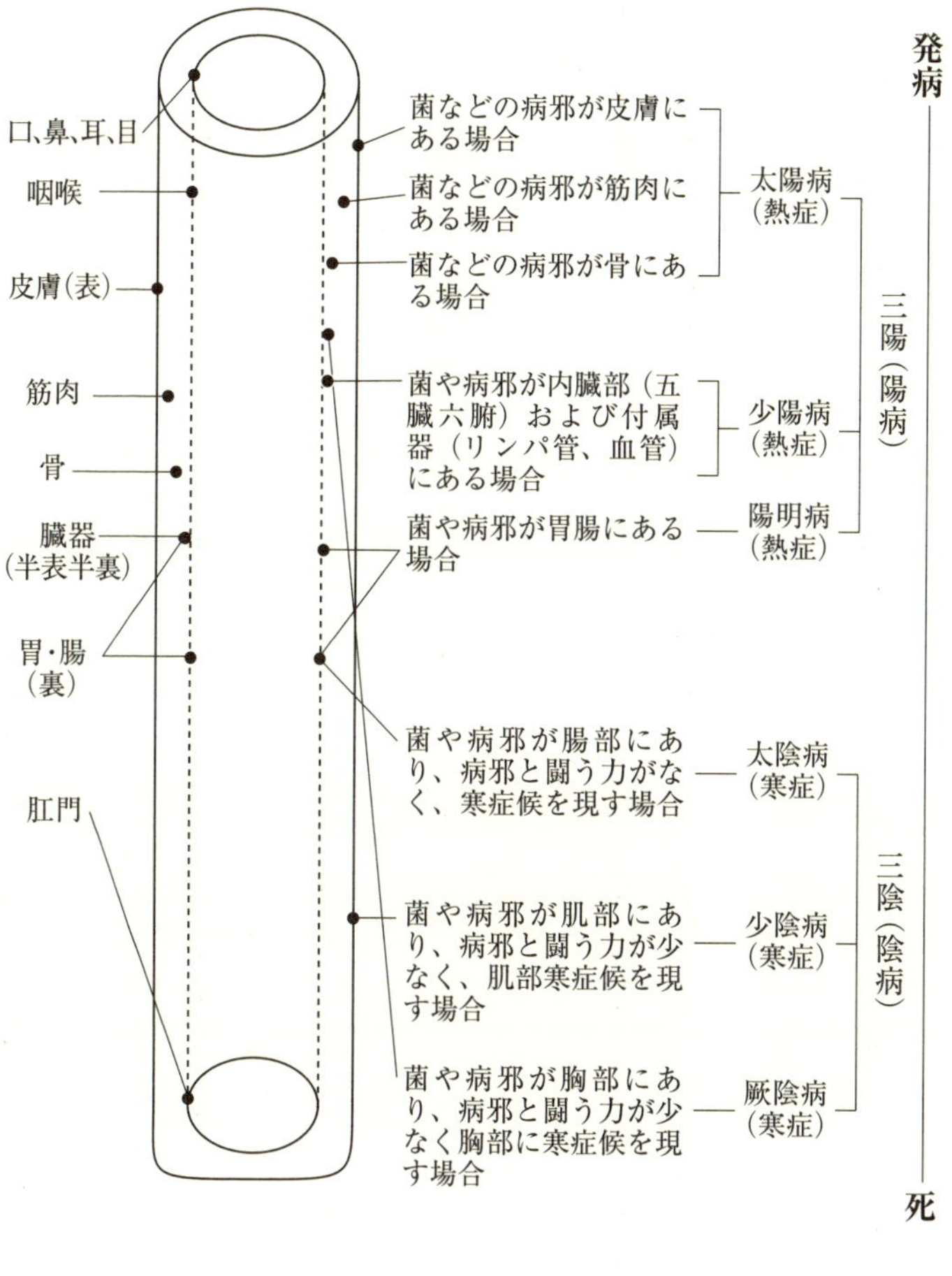
口、鼻、耳、目
咽喉
皮膚(表)
筋肉
骨
臓器(半表半裏)
胃・腸(裏)
肛門
菌などの病邪が皮膚にある場合
菌などの病邪が筋肉にある場合
菌などの病邪が骨にある場合
菌や病邪が内臓部（五臓六腑）および付属器（リンパ管、血管）にある場合
菌や病邪が胃腸にある場合
菌や病邪が腸部にあり、病邪と闘う力がなく、寒症候を現す場合
菌や病邪が肌部にあり、病邪と闘う力が少なく、肌部寒症候を現す場合
菌や病邪が胸部にあり、病邪と闘う力が少なく胸部に寒症候を現す場合
太陽病(熱症)
少陽病(熱症)
陽明病(熱症)
太陰病(寒症)
少陰病(寒症)
厥陰病(寒症)
三陽(陽病)
三陰(陰病)
発病
死

「素」とは太素の素で、質の始まり、あるいは平素の素で、人間生活の根本にあるものを問うという基本的な問答集である。

もともと中国医学は、有形から無形を生じるという考え方が根底にあり、そこには「太易」あり、「太初」あり、「太始」あり「太素」ありと展開していくわけであるが、「太易」はいまだ気を現さず、「太初」は気の始まり、「太始」は形の始まり、太素は質の始まりで、『素問』は皇帝が医学の質の始まりを問いかけ、岐伯ほか数名の医師が答えるという問答形式の医学書と考えることができる。

次にこの古典医学書『素問』の中から陰陽論をぬき出して紹介する。

〔生気通天論《せいきつうてんろん》〕

生気通天論は陰陽と病症を皇帝が説明をしている。「生気通天」とは天と人とは相関関係にあり、人間の生命活動と自然界は片時も離れることができないものであると論じている。

皇帝が言うには、

「昔から人間の生命活動は自然環境と親密に相通じる関係にあり、生命の根本は陰陽に基づくと考えられている。およそ、天地の間や四方上下の内にあるものは、すべての大地や、人の口や耳・目などの九竅《きゅうきょう》や、心臓や肝臓などの五臓、十二の関節はみな天の気に通じている。

天の陰陽は五行（木・火・土・金・水）を生じ、その働きも三陽三陰（太陽・少陽・陽明・太陰・少陰・厥陰）に通じている。

もし、人がこの天・地・人相応の法則に違反すれば、邪気が人体を損なうことになる。このことは寿命の根本となるものである。

蒼天《そうてん》（青い空）のように天の気が清浄であれば、人の意志は平静なものである。人の生気と天の気とは、密接に係わっているので、この道理に順応すれば、人の陽気もしっかりしていて、護りも固い。賊邪（外邪）があったとしても、害を受けることはない。これは四季の気候の変化の法則に順応しているからである。

だから聖人は精神を専一にして、蒼天の気のように清らかで乱れないから、天の気に順応して神明に通じることができる。

もしこのことができなければ、体内では目・耳・鼻などの九竅が通じなくなり、体の表面では肌肉が塞がってしまい、身体を衛る衛気がなくなり、解散してしまう。これを、自らを傷《やぶ》るといって、四季に順応できなくなったために傷《やぶ》られ、気が消耗し弱ってしまったのである。

人体の陽気は天の太陽のようなものである。もし太陽がその働きを失えば、当然、私たちの寿命もなくなる。だから天の運行では太陽の光明が第一である。これゆえに、身体の陽気も下から上に昇り、体内より外の方へ向かって体の表面を衛っている。

厳しい寒さに対処するには、家にこもって身を慎み、陽気を発散させないことだ。もし、起居がでたらめであれば、神気が外に浮き出てしまい、陽気を消耗してしまう。

夏の暑さに傷《やぶ》られると、汗が出て、煩燥すれば、呼吸困難となって息が粗くなり、ハァハァと言うようになる。熱邪が内攻すると、煩燥しなければ多言多語の症状が出てよくしゃべり、身体は燃え盛った炭火のように熱くなる。このような時に汗を出させれば熱は下がってくる。

もし湿邪に傷《やぶ》られると、頭部は腫れぼったくなり、ものに包まれたような感じがする。この湿邪を取り払うことができなければ、大きな筋肉は縮んで短くなって、伸びなくなり、小さな筋肉は反対に緩んでしまって、長く伸びてしまう。

大きな筋は縮んで拘攣《こうれん》し、小さな筋は緩んで萎えて萎弱《いじゃく》となる。もし気が虚して腫れてくると、手足も腫れ、運動不能となって、自分の力では動きにくくなり、他の力を借りなければならないようになってくる。これは陽気が衰えて竭《かわ》いてきたからである。

人体の陽気は過度に煩労すれば、緊張が亢ぶって、陰精の消耗を引き起こす。このようなことが度々重なると、夏になってさらに暑熱にさらされて『煎厥《せんけつ》』の病になってしまう。

その主な症状は、目はぼんやりとしてはっきり視《み》えず、耳は塞がって聞こえなくなり、病勢が増せば、河の堤防が壊れて水が溢れてしまってどうにもならないような状態になってしまうのである。

また人体の陽気は大いに怒って逆乱し、気血が乱れ隔絶して通じなくなり、血は逆流し上に集まって固まってくる『薄厥《はくけつ》』という病気になるのである。

筋が損傷を受けると、緩んでしまい、自分の意志ではどうにも動かせなくなってしまう。汗が半身にだけ偏って出ると、片側が麻痺する『偏枯《へんこ》』になりやすい。

汗が出て湿邪が皮膚を侵せば吹き出物やあせもが出来る。

こってり脂濃い肉やおいしい料理を過食する美食家は大きな疔瘡《ちょうそう》が出来やすく、ちょうど空っぽの器に物を盛るように容易に病を引き起こす。

もし労働の後に汗をかいて風に当たると、寒気が皮膚を傷めて、吹き出物が出来、内にこもってあせもが出来る。


陽気の働きは、精微なものに変化して、神気を養い、外の方では柔軟なものになって筋を守り固めている。皮膚の毛穴の開閉がその調節機能をなくすと寒気が入り込んで、陽気は傷《やぶ》られ、身体はうつむき、曲がってくる。

寒気が深く血脈に入ると、塞がり漏瘡《ろうそう》（痔瘻のように膿んでくるできもの）となる。


だから風邪はいろいろな疾病を引き起こす百病の原因である。もし心身共に清浄で陽気が満ちあふれていれば、肌肉や皮膚はしっかりと内を衛り固めているので、例えば激しい暴風やひどい毒物のようなものが身体を侵そうとしても、決して害することはできない。

これは四季の気候に因るもので、その秩序を守り適応していくことが必要である。

だから病邪が去らずに長く居座っていると、さらに体内奥深く入り込んで変化を起こし、上下も互いに通じないようになり、たとえ良医であっても、治すことはできない。そこで陽気が蓄積して巡らなくなり、陰気も当然離反して働きをなくして死に至るのである。

このような時はただちに瀉《しゃ》の治方（注11）を行うべきである。もし正しく治療しなければ、未熟な医者は身体を損なって死亡させてしまう。

人体の陽気は、昼間は主に人体の外側を衛り働く。その陽気は日の出と共に活動を始めて、人体の陽気は出来てきて、正午頃が最も盛んで、夕方日が西に傾くと、陽気は減少し、なくなってくる。毛穴は陽気の発散を防ぐために閉じるのである。だから、日が暮れれば休息し、陽気を収蔵させて、戸締まりをするように皮毛をよく閉じて、筋骨をゆるがすことなく、霧や露に当たることのないようにすべきである。

もしこの朝・昼・夜のこの三つの時間帯における陽気の運行法則に反した行動をすると、肉体は邪気によって苦しめられ、痩せ衰え弱ってしまう。

岐伯が言うには、

「陰は内に精気を貯蔵していて、気を起こす源であります。陽は体の表面を衛り固めるものです。もし、陰気が均衡を破ってその陽に勝てなければ、脈の流れは急迫し、陽気が盛んになって発狂します。

陽気が陰に勝てなければ、五臓の気は互いに争い、和合しないで、その出先である目や耳・鼻などの九竅が通じなくなり、機能しなくなってきます。

だから聖人は陰陽の働きをよく知り、正しく運用して、筋脈の調和をはかり、骨髄を堅固にするので、気血の流れも、それにつれて皆正常になります。

このようでありますから、身体の内外は調和がとれ、邪気も害することもできず、耳はよく聞こえ、目ははっきりとしてよく見え、気は正常に巡っているので、邪気の影響は受けることがないのです。

風邪が人体に侵入すると、精血は消耗し、その血を貯える働きがある肝臓も、精血によって肝臓を滋養できなくなるので、邪気は肝臓を傷めてしまいます。

もし過食すると、胃腸の筋脈はひどく損傷され、腸は弛み、荒れて、下痢をして、やがて痔となります。

もし飲酒が過ぎると、気が上逆し、また力仕事を無理にすると、腎臓の働きが傷つけられ、腰の大骨は壊れてしまいます。

およそ陰陽の要《かなめ》となるものは、陰陽の気は、内は緻密に、外は固く衛ることです。この陰陽の気が和合しなければ、それはちょうど、一年のうちに春だけあって秋がなく、冬だけあって夏がないのと同じようなものです。

つまり、陰陽の調和をはかることが最良の法則で、これを『聖度』（聖人の養生の法則）と言います。

ですから、陽気が亢ぶり過ぎて固めたり、密にできなければ陰気は消耗して絶えてなくなります。

陰気が平常で、陽気の衛りも緻密であれば、精神は安定するのです。

陰陽が分離し決別すれば、精気は当然絶えてなくなってしまうのです。

露や霧など湿気を含んだ風邪に侵されると、寒気がしたり、熱が出たりという症状が出てきます。

仮に、春に風邪に傷られると、邪気はながながと留まり、脾臓の働きを悪くし、消化不良の下痢を起こします。

夏に暑気に傷られると、秋になって瘧《おこり》（注12）になります。

秋に湿気に傷られれば、上逆して咳が出て、さらに進んで治らなければ、痿厥《いけつ》（注13）となります。

冬に寒気に傷られると、春になって必ず温病《うんびょう》（注14）となります。

ですから、四季の気候の変化は、かわるがわるいつも五臓を傷つけ傷めるのです。


陰精が生み出される源は、飲食の五味（酸《さん》・苦《く》・甘《かん》・辛《しん》・鹹《かん》）にあります。しかし陰の五臓（肝《かん》・心《しん》・脾《ひ》・肺《はい》・腎《じん》）はまた逆に、飲食の精気を収蔵している五味の過不足によっても、五臓は損傷します。

ですから、酸味のものを多食すると、肝気が大いに盛んになり、脾気は傷つけられて弱り、なくなってくるのです。

鹹味（しおからい）のものを多食すると、腰の大骨は痛み、肌肉は萎縮し、心気は抑圧され塞がってしまいます。

甘味のものを多食すると、心気は張り圧迫され苦しく、顔色は黒ずみ、腎気は平衡がとれなくなります。

苦味のものを多食すると、脾気は潤いをなくし、胃の働きは弱り、痞《つか》え、張ってきます。辛味のものを多食すると、筋脈は傷《やぶ》れ弛み、精神も同時に傷《やぶ》られておかしくなってきます。

このようなわけで、くれぐれも飲食に注意を払い、五味の調和をはかれば、骨格は強く否まず、筋脈は柔軟に作用し、気血の流れも順調で、皮膚の毛穴やきめは緻密で、しっかりと内を衛ることができるのです。こういう状態だと骨気は剛健となります。人は養生の道を謹んで厳しく守れば、天から与えられた寿命を享受することができるのです」

〔まとめ〕

①人間の生命活動と自然環境は密接な関係があり、「天人相応の法則」に違反すると、邪気が人体を損傷し、寿命に影響を与える。
②風邪はいろいろな疾病を引き起こす百病の原因となる。病気をしないためには、心身ともに清浄で、陽気を充満させ、四季の気候の秩序に適応していくことである。
③陰陽の調和をはかることが、健康を維持するための最良の養生法である。
④五臓の陰精を生み出す源は食べ物の五味にあり、また、五味の過不足は五臓を損傷する。したがって、飲食の五味の調和をとり食事をすることによって、骨や筋肉、気血、腠理

は健全であり、天寿を全うできる。

〔陰陽応象大論《いんようおうしょうたいろん》〕

陰陽応象大論には、天地の陰陽と人体の五臓、気血を対応させて、陰陽五行の道理を理論的に説明している。また病因、病症について適確に論証している。

皇帝が言うには、

「陰陽は宇宙の普遍的な法則であり、万物の一切の事物をまとめ、総括している綱紀である。そしてそれは万物の変化の根源であり、生と死の大本をなすものであり、万物が形を現し変化していくすべての道理である。病気を治療するには、必ず病の根本となるべきものを深く求めなければならない。

だから天と地について言えば、陽気は上に昇り、積み重なって天となり、陰気は下降して積み重なって地となる。陰は静的であり、陽は動的である。

陰陽の働きが旺盛な時は、陽は万物を盛んに生じさせ、陰は万物の成長を盛んにする。また陰陽の働きが衰退すると、陽は万物を粛殺し、陰は物をしまい込むように収蔵してしまう。

陽は動いて発散させるので、気を変化生成する働きを持ち、陰は静で凝り固まるから形を形成する働きを持つ。


寒い冬が極限までいくと、次は緩んでだんだんと暖かくなり、暑くなっていくように、また暑い夏が終わると、だんだんと冷えて寒くなっていくように、人体においても寒さにやられると発熱し、高熱を出すと寒気がしてくるように、寒が極まると熱を生じ、熱が極まると寒を生じる。


寒気はよく濁陰を生じ、熱気はよく清陽を生じる。

その上に昇るべき清陽の気が下部にあって上昇しなければ、胃や腸の気が行かないため、飲食物を消化吸収できないので、泄瀉《せっしゃ》（腹下し）の病を引き起こす。そして、下降しなければいけない濁陰の気が上部にあって下に降らなければ、飲食物が溜まってきて、胸や腹がぽってり張ってくる脹満《ちょうまん》の病となる。

それは陰陽の気が反作用した異常な時の状態であり、病にも当然陰陽の気が上るべきして昇らず、下るべきして降らず、逆になって異常が現れる。

したがって、自然界の清陽は積み重なり、上昇して天となり、濁陰の気は下降して積もりて地となる。

地気は天の熱により、水を蒸発させ、上昇して雲となり、天気はその雲を冷やして水滴をつくり、下降して雨となる。

だから雨は地気が上昇して雲となり出来たもので、雲は天気が下降して雨となり蒸発して出来たものだ。


だから清陽は人体にも働き、目・耳・口・鼻など上の竅に出て、濁陰は大小便の出口である下の竅に出る。

清陽は外に向かって皮膚に出て作用し、濁陰は内に向かって五臓に働きかける。

清陽は手足に集まって充実させて動かし、濁陰は内の六腑（胃・大腸・小腸・胆嚢・膀胱・三焦）**（注15）**に入って働くのである。


水と火の性質を陰陽で説明すると、水は陰であり、火は陽である。

陽は人体に働きかけて私たちが活動する気となり、陰は私たちの身体をつくる飲食物の味となる。

だから甘い・辛い等の味は五臓に入って筋肉や骨などの形を形成し、肉体のすべての部分は気によって生成され、その気によって精は生み出され、精は生成変化して活動力を生み出すのである。

そしてその精はさらに気によって養われ、肉体のすべての形ある部分は酸・苦・甘・辛・鹹の味によって養われ、生成変化して精を生じ、気が肉体を産出していくのである。

また反対に食が間違えば、鹹いものを摂り過ぎると腎臓を壊すように、味は肉体を損傷し、その肉体を養っている気も弱って精気を傷つけてしまう。

飲食物より作り出される精は変化生成されて、気となるのだが、その気は食が間違えば飲食物の味によって壊されてしまい、活動力を失ってしまうのである。

味は陰なので、その味は下竅《かきょう》である大小便の出る穴に向かっていき、陽である気は上竅の目・耳・鼻・口の穴に向かって出ていく。

味が濃いものを陰中の陰となし、味が薄いものを陰中の陽となす。

気が厚いものを陽中の陽となし、気が薄いものを陽中の陰となす。

陰である味が濃過ぎれば泄瀉《せっしゃ》（腹下し）を起こし、味が比較的に薄い場合は、よく経路を通じさせることができる。

陽である気が薄ければ、よく外に向かって発散し発汗させる。気が厚すぎれば陽が過剰となって熱を出す。

壮火の気は正気を傷つけ、衰えさせるが正常な陽気は正気を盛んに保つことができる。強すぎる陽気は元気を消耗させるが、元気はかえって正常な陽気を必要としているので、あまりにも強すぎる陽気は元気を失わせ、ほどよい陽気は元気を生み出すことができるのである。

そこで、食物の気味が辛・甘であるものは発散させる力が強く陽となり、気味が酸・苦のものは下降作用が強く陰となる。


人体の陰陽は調和がとれているものであるが、もし、陰気が一方的に強くなれば当然陽気は弱り、発病するし、陽気が一方的に強くなれば当然陰気は弱まり発病する。

陽気が陰気より強すぎると、発熱して、熱性の病が現れ、反対に陰気が陽気より強過ぎると、必然的に冷えてきて寒性の病が現れる。

だんだん冷えて寒症状が極限に達すると、熱を生じさせ、熱が極まってくると、今度は冷えてきて寒症状が現れてくる。

寒は臓腑や肌肉・筋骨などの形体を損傷し、熱は気を傷つける。気が傷られれば痛みが発生し、形体が傷られれば腫れてくる。

だから先に痛みが出て後に腫れてくるのは、気が先に病んで、そして、筋や骨などの形体にも波及したものであり、まず先に腫れて後になって痛んでくるのは形体の方が先に損傷し、そしてその後、気に波及し損傷したものである。

風邪の影響を強く受け過ぎると震えや痙攣を起こし、熱が強ければ腫れてくる。

乾燥が強ければ乾いて枯れ、寒気が強ければ浮腫を生じ、湿気が強ければ下痢の症状を引き起こす。

天の法則には春・夏・秋・冬の四季の変化と木・火・土・金・水の五行の運行があり、これらの営みによって生長収蔵（春は生じ・夏は長じ・秋は収じ・冬は蔵する）し、これらによって風・暑・湿・燥・寒の天の五気を生じる。

人には五臓（肝・心・脾・肺・腎）があって、その五臓の気は変化し、生成して怒・喜・憂・悲・恐の感情をつくり出している。

だから喜び過ぎたり、怒り過ぎたりすると気を傷り、寒さや暑さの影響を強く受けると形体を傷め、異常が起きてくる。激しい怒りは陰気を損傷し、喜び過ぎると陽気を損傷してしまう。

気が逆上すると経脈に充満し、神気は肉体を離れ去ってしまう。喜怒に節度がなく、寒暑の度を越せば、当然自然に順応できず、生命は守りを固めることができない。だから、陰極まって必ず陽となり、陽極まって必ず陰となる。それゆえに、こう言うことができる。

冬に寒に傷られれば、春になって必ず温病となる。春に風邪に侵されれば、夏に下痢を引き起こし、夏に暑気に当たれば、秋に必ずマラリアのような瘧《おこり》を引き起こし、秋に湿気にやられると、冬に咳嗽を生じると」

皇帝が言うには、

「私は次のように聞いている。大昔の聖人は人間の形態を研究し、臓腑を弁別し、経脈の流れやつながり、交わり合いなどが、十二経脈の運行に従っていることを知っている。

気穴の位置にはそれぞれの名称があり、肌肉の間隙や骨との間の接合部にはそれぞれ経穴の起点があり、それぞれの属する部分が、順か逆かそれぞれの条理がある。

天の四時の陰陽には、すべて筋道や掟があり、内外の環境に応じて人体も皆表裏の関係にある、と。これは本当に正しいのか」

岐伯が答える。

「東方より太陽が昇り、風を生じます。その風気は木を育て成長させ、その木気は酸味を生じさせ、酸味は肝気を養い、肝気はまた筋を養い、その筋は心を養い生じさせます。肝は目の働きを管轄しています。

その宇宙にあっての在り方は、深遠微妙で、天道は窮まりないもので、人間にあっては、その天地の生成の道理を知ることができ、大地は万物を生じ、滅ぼし、生成変化させています。

大地は生成変化してすべての食べ物の味である五味（酸・苦・甘・辛・鹹）を生じさせ、生物を産み出しますし、人間は天地生成の道理を知り、そこから智慧を生み出すことができます。また宇宙の深遠微妙で窮まりないものは、その変化の計り知れないものを生み出します。

その宇宙の変化の計り知れないもの（神）は、天空にあっては風気となり、地上にあっては木気となり、人体にあっては筋となり、臓器にあっては肝となり、色にあっては青となり、音にあっては角《かく》（注16）となり、声にあっては呼《こ》となり、病気の変動にあっては握《あく》（にぎる）となります。九竅にあっては目となり、味にあっては酸となり、情志にあっては怒となります。

怒は肝を損傷しますが、悲しみは怒より強く、悲は怒を制することができます。風気は筋を傷つけますが、燥は風より強く、抑制することができます。酸味を摂り過ぎると筋を傷めますが、辛味は酸味より強く、制することができます。


南方は暑く熱を生じます。熱は火を盛んに生じさせ、火気は焦がして苦味を生じさせ、その苦味は心気を滋養し、その心気は血気を生じ、血気は滋養して脾を生成します。心気は舌に通じ、舌の働きを管轄しています。

そこで天の変化は、天にあっては熱気となり、大地にあっては火気となり、人体にあっては血脈となり、臓器にあっては心となり、色にあっては赤となり、音にあっては微《び》となり、声にあっては笑となり、病気の変動にあっては憂《うれい》となり、九竅にあっては舌となり、味にあっては苦となり、情志にあっては喜となります。

喜びは心を損傷しますが、（恐れは喜びより強く）恐は喜を制することができます。熱は気を傷つけますが、寒気は熱より強く、制することができます。苦味は気を傷めますが、鹹味は苦味より強く、制することができます。

中央は大地が低く、湿を生じさせます。湿気は土を生じ、土気は甘味を生じ、甘味は脾気を滋養して、脾気は肌肉を生成し、肌肉がよく潤えば、肺を滋養して生成します。脾気は口に通じ、口の働きを管轄しています。

そこで天の変化は、天にあって湿気となり、大地にあっては土気となり、人体にあっては肌肉となり、臓器にあっては脾となり、色にあっては黄となり、音にあっては宮となり、声にあっては歌となり、病気の変動にあっては噦《えつ》（しゃっくり）となり、九竅にあっては口となり、味にあっては甘となり、情志にあっては思となります。

思慮は脾を損傷しますが、（怒気は思慮より強く）怒は思を制することができます。湿気は肌肉を傷めますが、風気は湿気より強く、制することができます。甘味は肌肉を傷めますが、酸味は甘味より強く、制することができます。

西方は天の気が荒く乾燥し、燥を生じます。燥は金気を生じ、金気は辛味を生じ、辛味は肺気を滋養して、肺気は皮毛を生成し、皮毛がよく潤えば腎を滋養して生成します。肺気は鼻に通じ、鼻の働きを管轄します。

そこで天の変化は、天にあっては燥気となり、大地にあっては金気となり、人体にあっては皮毛となり、臓器にあっては肺となり、色にあっては白となり、音にあっては商となり、声にあっては哭となり、病気の変動にあっては、咳となり、九竅にあっては鼻となり、味にあっては辛となり、情志にあっては憂となります。

憂いは肺を損傷しますが、喜びは憂いより強く、喜は憂を制することができます。熱は皮毛を傷めますが、寒気は熱気より強く、制することができます。辛味は皮毛を傷めますが、苦味は辛味より強く、制することができます。

北方は陰気が強く冷えて寒を生じます。寒は冷やして水気を生じさせ、水気は鹹味を生じさせ、鹹味は腎気を滋養し、その腎気は骨髄を生じ、骨髄は滋養して肝を生成します。腎気は耳に通じ、耳の働きを管轄します。

そこで天の変化は、天にあっては寒気となり、大地にあっては水気となり、人体にあっては骨となり、臓器にあっては腎となり、色にあっては黒となり、音にあっては羽となり、声にあっては呻《しん》（うなる、うめく）となり、病気の変動にあっては慄《りつ》（ふるえる）となり、九竅にあっては耳となり、味にあっては鹹となり、情志にあっては恐となり、怖がると腎を損傷しますが、（思慮は怖がることより強く）思は恐を制することができます。

寒は血を傷めますが、湿気は寒気より強く、制することができます。鹹味は血を傷めますが、甘味は鹹味より強く、制することができます」

それゆえに次のように言うのです。

天地は万物の上下にあるもの。陰陽は人について言えば女と男であり、体について言えば血と気である。左右すなわち東と西は陰陽の行き来する道路である。水の本質は寒、火の本質は熱であり、水火は陰陽の象徴である。そして陰陽は万物の生成する源である。

また次のように言うのです。陰陽とは、陰は内にあって陽の守りであり、陽は外にあって陰のために働く使いである、と」

皇帝が問いかける。

「陰陽の法則を医学上に運用するにはどのようにするんだ」

岐伯が答える。

「陽気が陰気より強すぎれば、身体は発熱し、腠理《そうり》（皮膚のきめ）は閉じ、呼吸が困難となり、ゼェゼェ言ったり、身をのけぞったり、伏したりします。汗が出ないで発熱し、歯は乾燥し、煩悶し、腹がパンパンに張り、ひどいと死にます。これは陽気が勝っているために、冬の寒さには耐えられるが、夏の暑さには耐えられません。

陰気が陽気より強すぎれば、身体は寒気がして冷や汗が出て、常に冷えを感じ、たびたび寒気がして震えがきます。

寒気がひどければ、冷えがひどくなり、手足の先から冷え昇って、冷えがひどく身体の機能低下を起こし、ひどければ、腹はパンパンに張ってきて、死んでしまいます。

これは陰気が陽気に勝っているために、夏の暑さには耐えられるが、冬の寒さには耐えられません。これを陰陽更勝《こうしょう》の変（陰陽がお互いに勝ったり負けたりして現れる）、病症の形態なのです」


皇帝が問いかける。

「この陰陽を調和させる方法はどのようにしたらよいのだろうか」

岐伯が答える。

「もし七損八益《ひちそんはちえき》（注17）の養生法則を知っていれば、陰陽を調和させることができます。知らなければ、早く衰える結果となりましょう。

一般には四十歳になると陰気が自然に半減して、日常の動作もしだいに衰えてきます。五十歳になると身体は重く感じ、耳も目も弱り、聞こえなくなり、見えなくなってきます。

六十歳になると陰気は萎えて働きは極端に悪くなって、目や耳などの九竅は機能が衰え、下半身は虚して精が渇き、上半身は実して水が上部にあふれて、涙と鼻水が共に出るようになるのです。

だから言うのです。この陰陽の調和の方法を知っている人は身体が強健であり、知らないと当然早く老化する。

もともと同じ身体から出ていながら、強健か老化かの呼び方が違うだけなのです。智恵がある者は同じであることを察し、愚かな者は違うと思っているのです。

愚かな者は常に不足を言い、智恵ある者は陰陽の調和がとれてすこぶる強健なので、体力、気力ともに余りがある。余りがあるから、耳目は聡明で、身体は軽く強健であるのです。年老いてもますます壮《さか》んであり、壮健な者はますます良い状態を維持できます。

これをもって聖人は、しないですむことはしないで、むやみに考え事はせず、気ままな気持ちを持って、おもむくままに心安らかにして、平静に暮らしています。

だから寿命は窮まることなく、寿命いっぱいに生きて一生を終わることができるのです。

これが聖人の治身（養生法）である、ということです。

天の気は西北では不足しています。だから西北の方が陰であります。そこで右の耳目

（陰）は左の耳目（陽）の明瞭さに勝つことはできません。地の気は東南では不足しています。だから東南の方は陽であります。そこで人の左の手足（陽）は右の手足（陰）の強さには勝てないのです」

皇帝が問いかける。

「それは何の根拠をもって言うのだ」

岐伯が答える。

「東方は陽に属し、陽の性質を持っているものは上昇し、身体の精気は上部に集まります。上部に集まれば上部は聡明となりますが、下部は逆に虚弱となります。だから耳目は聡明ではっきりしていて、手足は動きにくくさせるのです。

西方は陰に属し、陰の性質を持っているものは下降し、身体の精気は下部に集まります。下部に集まれば下部は盛んになり、上部は逆に虚弱となります。だから耳目は聡明ではなくはっきりしないで、手足はよく動きます。

だから左右に邪気を受けても、上部では身体の右側が当然ひどく、下部では身体の左側が当然重いのです。これは天地の陰陽が完全でなく、したがって、身体も上下左右によって不足が現れるわけです。このため邪気が虚に乗じて居座っていることができるのです。そこで天には精気あって、地には形ある物が存在するのです。天には立春・立夏・立秋・立冬・春分・秋分・夏至・冬至の八節の大きな筋目（八紀）があり、地には東・南・西・北・中央の五方の筋目（理）『五里』があります。だから天地は万物を生み出す根源（父母）となるのです。

清陽の気は天に昇り、濁陰の気は下って地に帰します。このために天地の動静、計り知れない陰陽の変化、有様や、その変化の結果現れてくる一切の事物をまとめて総括（綱紀）するのです。

だから春は万物を生じさせ、夏は成長させ、秋は収穫し、冬は収めるようにして、それが終わるとまた一から始まるのです。だからこの道理をわきまえている賢人は上半身を天に配して頭のことを考え、下半身を地に照らし合わせて足のことを考え、中央部を人事**（注18）**に見立てて、五臓のことを考え、身体を整え養うのです。

天の精気は肺に通じていますし、地の水穀の気は咽に通じていますし、風（木）気は肝に通じていますし、雷（火）の気は心に通じていますし、渓谷（土）の気は脾に通じていますし、雨（水）の気は腎に通じています。六気（三陰三陽）は気血の流れる川であり、腸胃は海であり、目や耳などの九竅は水が注ぎ込むような働きを持っているところのようなものです。

天地をもって人体の陰陽を照らし合わせてみると、陽気によって出る汗は、天から降る雨に例えられ、身体の陽気は天地を吹きめく風に例えることができます。

人の憤怒した激しい気は天の雷に例えられ、逆上する気は陽熱の火に例えることができます。

だから身体を衛り養っていくには、天地は万物を生み出す根源なので、天の筋目や地の筋目の道理に従っていかなければ、必ず身体に災害を受けるのです。

だから外邪性の病因である邪風が人体に入ってくるのが、その急激さは、暴風雨のようです。

だから治療に優れた医者は病邪がまだ皮毛にあるうちに治療します。技術がやや劣る医者は病邪が肌肉に入ってから治療を施し、さらに劣る医者は病邪が筋脈に入ってから治療し、もっと劣る医者は病邪が肝臓などの五臓に入ってから治療します。五臓に病邪が入ってしまって治療する医者はどうにもできるわけではなく、結果は半死半生の状態でしょう。

それゆえに、自然界の邪気は受ければすなわち、人体の五臓を損傷し、飲食物による寒熱を受ければすなわち六腑を傷害し、大地の湿気を受ければ、すなわち肌肉・筋肉を害するのです」

〔まとめ〕

①陰陽は天地の道、万物の綱紀、変化の父母、生殺の本始、神明の府である。病を治するには必ず本を求むとしている。

②大自然の陰陽の変化が人体にも同じように作用し、人体を形作り、機能させている。順応できなければ発病する。

③外邪は陽から陰へ、外（表）より内（裏）に入る。皮毛→皮膚→筋脈→六腑→五臓へと、軽病より重病へと進行する。

④疾病の起こる原因は天の五気である寒・暑・燥・湿・風の外因と五臓より生み出される五つの感情、喜・怒・悲・憂・恐の内因がある。また飲食の不節制という内傷性の原因がある。

〔金匱真言論《きんきしんごんろん》〕

金匱真言論篇では季節の陰陽・五行を中心として、人体と病気の関係を詳しく述べている。素晴らしい内容のもので、金をほどこした書類箱に入れて大切にするようにと、作者の気持ちがうかがえる。

皇帝が岐伯に問いかける。

「自然の気候には、八風の異常があり、人体の経脈には、五風の病変があるというのは、どういうことであろうか」

岐伯が答える。

「八風とは自然界の正常でない気候の風のことで、その八方より吹いてくる季節ごとの邪風によって、その邪気を受ければ、邪気は経脈に入り、経風となり、やがて五臓に進入します。

例えば春は長夏《ちょうか》（夏と秋の間）に勝ち、長夏は冬に勝ち、冬は夏に勝ち、夏は秋に勝ち、秋は春に勝つということで、これがいわゆる四時の勝というものです（注19）。

それは長夏（秋口の涼しくなった気候）なのに、かえって春の気候のようになって、春のようなポカポカ陽気の邪風は、四季の勝気を得て、冬（水・腎臓）を傷つけます。

また夏なのに冬の気候のようになり、その冬のような寒い冷たい邪風は、四季の勝気を得て、夏（火・心臓）を攻撃します。

また秋なのに夏の気候のように暑ければ、その暑い邪風は四季の勝気を得て、秋（金・

肺）を傷つけます。

また春なのに秋の気候のようになり、その秋の涼しい乾いた邪風は、四季の勝気を得て、春（木・肝臓）を傷めてしまいます。

季節ごとに順風が吹けば、五臓は潤い正常に機能しますが、季節にあってない邪風は五臓に障害を与え、ひどくなると発病するのです。


東風は春によく見られ、病は肝臓の経絡上に現れます。頸頂部の経穴（つぼ）が治療点です。

南風は夏によく見られ、病は心経に現れます。治療する経穴は胸脇部にあります。

西風は秋によく見られ、病は肺経に現れます。治療する経穴は肩背部にあります。

北風は冬によく見られ、病は腎経に現れます。治療する経穴は腰股部にあります。


長夏は四季の中央にあり、中央は五行では土ですので、病は脾経に現れます。治療する経穴は脊椎部にあります。

だから、春気は病が頭部に現れ、夏気は病が内臓（特に心臓）に現れ、秋気は病が肩背に現れ、冬気は病が手足に現れます。

そこで、春は鼻が詰まったり、鼻水や鼻血が出るような病になり、夏はよく胸脇を病み、長夏はよく内が冷えて腹下しの病を起こし、秋はよく熱と寒気のあるおこりのような風邪を病み、冬はよく手足が冷えて麻痺する病になるのです。

だから、冬に養生をしっかり守り、手足や筋肉を酷使するような激しい運動をしなければ、春になって鼻が詰まったり、鼻水が出たりせず、頸頂部も病むことはありません。また夏になって胸脇を病むこともなく、長夏になって冷えてきて腹下しもせず、秋になって風邪を引いたり、高熱が出たり、寒気がしたりする病になることもなく、冬になって手足が冷えて麻痺する病になることもなく、消化不良のような下痢や、皮膚が虚して汗がじわじわ出てくる病にならないものなのです。

飲食物から作り出される精気が人体の最も重要な物質であって、人体にあっては一番根本的なものであり、それゆえにこの精気をいっぱいに溜めていることができれば、春になって温病を病むこともないのです。また暑い夏に汗をかくべきですが、汗をかかない人が、秋になって風邪を引き、高熱や寒気のおこりの病気となるのです。これが四季の一般的な法則です。

だから次のように言うのです。陰中に陰あり、陽中に陽があるのです。平旦（注20）より日中に至る時刻（朝六時〜十二時）は、天の陽、陽中の陽です。日中より黄昏に至る時刻（十二時〜十八時）は、天の陽、陽中の陰です。合夜より鶏鳴に至る時刻（十八時〜四時）は天の陰、陰中の陰です。鶏鳴より平旦に至る時刻（四時〜六時）は天の陰、陰中の陽です。だから私たち人間もまたこれに適応するのです。

そこで今度は、私たち人間の陰陽を言うなら、すなわち、外（体表）が陽であり、体内（裏）のほうが陰となります。人体で陰陽を言えば、すなわち、背中の部分が陽であり、腹の方が陰です。人体の臓腑で陰陽を言えば、すなわち、臓の方が陰であり、腑の方が陽なのです。肝・心・脾・肺・腎の五臓はみな陰であり、胆・胃・大腸・小腸・膀胱・三焦の六腑はみな陽であります」

皇帝が問いかける。

「陰中の陰、陽中の陽の道理を知りたいのだが、どうしたらよいのか」

岐伯が答える。

「それは、冬病は陰にあり（冬は腎であり、腎は陰中の陰、下焦にある陰の臓器）、夏病は陽であり（夏は心であり、心は陽中の陽で、上焦にある陽の臓器）、春病は陰にあり（春は肝であり、肝は陰中の陽で下焦にある陰の臓器）、秋病は陽にあり（秋は肺であり、肺は陽中の陰で上焦にある陰の臓器）、皆その病のあるところを診て、鍼や外科的な手術をしなければならないのです。

だから背部が陽であり、陽中の陽は心であり、腹は陰であり、陰中の陰は腎であり、陰中の陽は肝であり、陰中の至陰は脾であります。これらは皆、陰陽・表裏・内外・雌雄それぞれ互いに輪になって連携を保ち適応しているのです。

だからこういうことですから、宇宙間の天の陰陽の法則に応じて人体は連動しているものなのです」

皇帝が問いかける。

「五臓が四季に応じて、それぞれの気が相求め、各おのおの帰すべき所があるのか」

岐伯が答える。

「ええ、それはあります。例えば東方の青色の気は、人体の肝と相通じ合っていて、肝はその竅を両目に開き、その精気を肝に貯蔵し、その発する肝病は驚駭《きょうがい》（恐れて不安な様子）です。

その味は五味の中では酸に当たり、五分類では草木、五畜では鶏、五穀では麦にあたり、上方で歳星《さいせい》（木星）であります。四季は春に当たり、その気は上昇して病は頭部に現れやすいのです。五音では角音に当たり、五行の生成数では八（注21）に当たり、臭は臊（獣肉のくささ）に当たり、これをもって肝は筋を主どるので、病は筋に現れてくるのです。

南方の赤色の気は人体に入っては心に通じ、竅を両耳に開き、精気を心に貯蔵しています。だから病変は五臓すべてに現れます。

その味は苦であり、その五分類は火であり、五畜は羊、五穀は黍です。四時の中では上方の熒惑星《けいわくせい》（火星）となります。五音の中では徴音に当たり、五行の生成数は七に当たり、五臭では焦（こげくささ）となり、これをもって心は血脈を主どり、五臓の主ですから病は血脈と五臓に現れるのです。

中央の黄色の気は人体に入っては脾に通じ、竅を口に開き、精気を脾に貯蔵しています。だから病変は舌本（舌の根）に現れます。

その味は甘であり、その五分類は土であり、五畜は牛、五穀は稷です。四時の中では上方で鎮星《ちんせい》（土星）となります。五音は宮音に当たり、五行の生成数は五に当たり、五臭は香（芳しいよい香り）となり、これをもって、脾は肌肉を主どり、脈は舌根につながっていますので、病は肌肉と舌根に現れるのです。

西方の白色の気は人体に入って肺に通じ、竅を鼻に開き、精気を肺に貯蔵しています。だから病変は背中に現れます。

その味は辛であり、その五分類は金であり、五畜は馬、五穀は稲です。四時の中では上方の太白星《たいはくせい》（金星）となります。五音の中では商音に当たり、五行の生成数は九に当たり、五臭は腥（獣肉の生くささ）となり、これをもって、肺は皮毛を主どっていますので、病は背中や皮毛に現れるのです。

北方の黒色の気は人体に入って腎に通じ、竅を二陰（大小便の穴）に開き、精気を腎に貯蔵しています。だから病変は谿《けい》（肉と肉の間の接合部）に現れます。

その味は鹹であり、その五分類は水であり、五畜は豚、五穀は豆、四時の中では上方の辰星《しんせい》（水星）となります。五音の中では羽音に当たり、五行の生成数は六に当たり、五臭は腐（くさったにおい）となり、これをもって、腎は骨を主どっていますので、病は谿と骨に現れるのです。

だからこういうわけで治療に優れた人は、慎重に五臓六腑を診察し、順逆を観、手順に従い、陰陽、表裏、男女のきまりなどの知識や技術をしっかりと身につけているので、いつでもその変化に応じて精微に対応ができるのです。

この篇に書かれていることは大変重要なことですので、人のためにこの道を正しく伝え、実践できる人でなければ決して伝授してはいけません。このようにすることで、初めて真の医学を後世に伝導していくことができるのです。

〔まとめ〕

①自然界の気候が正常であれば五臓は潤い正常に機能するが、気候異変が起こると邪風によって五臓は障害を受け発病する。

②昔の人は四季を五行に当てはめ、春は木・夏は火・長夏は土・秋は金・冬は水とし、それを五臓に当てはめ、春（木）は肝・夏（火）は心・長夏（土）は脾・秋（金）は肺・冬（水）は腎とし、四季の気が五臓に与える影響を説明している。

③養生の基本は陽気が少ない冬に、手足や筋肉、骨を酷使するような激しい運動を避け、しっかり養生を守り、飲食物より作り出される精気をいっぱいに体内に蓄えていることができれば、春に風邪を引いたり、夏に下痢をしたりなど体調を壊すこともない。

五行配当表

五行	木	火	土	金	水
五臓	肝	心	脾	肺	腎
五腑	胆	小腸	胃	大腸	膀胱
五季	春	夏	土用	秋	冬
五色	青	赤	黄	白	黒
五味	酸	苦	甘	辛	鹹
五作用	収	堅	緩	散	軟
五香	臊	焦	香	腥	腐
五主	筋	血脈	肌肉	皮毛	骨
五労	歩	視	坐	臥	立
五竅	目	舌	口	鼻	耳
五菜	爪	面色	唇	体毛	髪
五声	呼	笑	歌	哭	呻
五変	握	憂	噦	咳	慄
五病	語	噫	呑	咳	欠嚏
五液	涙	汗	涎	涕	唾
五感	怒	喜	憂	悲	恐
五悪	風	熱	湿	燥	寒
五音	角	徴	宮	商	羽
五方	東	南	中央	西	北
五穀	麦	黍	稗	稲	大豆
五畜	鶏	羊	牛	馬	豚

・土用は立春、立夏、立秋、立冬の前の18日間
・酸はすっぱい、辛はひりひりした辛さ、鹹はしおからい
・臊は獣肉のなまぐささ、焦はこげたにおい、香はよいにおい、腥は魚のなまぐささ
・臥はふす、ねる
・耳は二陰
・色の変化、その部所に出る
・呼は大声を出す、ため息、哭は大声をあげてなく、呻はうなる、うめく
・握はにぎる、憂はうれえる、心配する、悲しむ、噦はしゃっくり、慄はふるえる
・語はしゃべる、話す、噫はため息、ゲップ、呑はのみ込む、欠嚏はむせぶ、つかえる
・涎はよだれ、洟ははな汁、唾はつば
・悪はにくむ、きらう
・音は中国古来の発音
・黍（きび）、稗（ひえ）

④優れた医者とは陰陽の変化、五行の流れをよく知り、人体の臓腑と自然界の気候変化の関係を人体に適応させ、精微に対応できる人のことである。

〔四気調神大論《しきちょうしんたいろん》〕

四気調神大論篇には「四気」とは四季の働き、春は温、夏は熱、秋は涼、冬は寒、これらの四季の気候変化に従って生気を調整し、生活することによって、疾病を予防し、養生を行うことを論じている。

春の三カ月間（立春から立夏まで）を発陳《はっちん》と言う。万物が古いものを押し出し、新しいものを出す季節である。天地の間にあるものすべてが、陽気の発動により、生命活動を行い、生き生きと栄えている。

だから夜は少し遅く寝て、朝は少し早く起き、庭に出てゆっくり散歩をし、髪を解きほぐして体をゆったりとさせる。心は生き生きと正気を充満させて、自然の生まれたばかりの生物と同じようにするとよいのである。

万物の成長を願い、生かして、決して殺してはいけない。その成長を助けて、奪ってはいけない。褒めたたえて喜ぶべきである。決して虐《しいた》げてはいけない。

これが春季に応じた生き方で、養生の道理である。もしこの道理に反した生活をすると、肝臓の働きを損傷し、夏になって冷えてきて寒性の病が生じてくる。

それは、夏に天の陽気が草木を繁らせるように、人体も当然陽気を受けているのに、道理に反した生活をするとその陽気が減少してしまうからである。

夏の三カ月間（立夏から立秋）を蕃秀《ばんしゅう》といい、天と地の気が交わって万物が繁栄し、花咲きみだれ、実を結ぶ。だから、夜は少し遅く寝て、朝は早く起き、夏の暑さなどを厭うことなく、気持ちを快活にして、怒ることなく、花と同じように気持ちを満開させ、体内の陽気を外へ向けて発散するようにする。これが夏季に適応した方法であり、「長気」（夏気）を保養する道理なのである。

もしこの道理に逆らった生活をすると、心気を損傷し、秋になって咳瘧《がいぎゃく》（おこり）を発するようになり、「収気」（秋気）に適応できなくなって、冬になると病が再発してくる。

秋の三カ月間（立秋から立冬）を容平という。万物が成熟し、収穫の時である。天気はすでに涼しくなり、地気は澄み、草木は色づいてくる。だから夜は早く寝て、鶏と同じように朝は早く起きるべきである。

秋は草木を枯らし、人体の陽気も枯らすので、気持ちを安らかに静かに保つことによって心をなごませ、秋の粛殺の気を緩和させ、心をあまり外に向けて心労することなく、肺気を清浄に保たなければならない。これが秋気に適応した方法であり、「収気」(秋気)を保養する道理なのである。

もしこれに逆らった生活をすると、すなわち、肺気を損傷し、冬になって、食べ物が消化しないで下痢となり、秋の収穫物を蔵に収めるように体内に栄養を収めることができにくくなってくる。

冬の三カ月間(立冬から立春)を閉蔵という。生物が冬眠したりして沈黙を守っているように、潜伏閉蔵する季節である。だから河の水は凍り、地面は凍って裂ける。この時期には、人の陽気を消耗するようなことをして、陽気を乱してはいけない。

夜は早く寝て、朝はできるだけゆっくり起きるべきで、太陽が出るのを待って起き、日が沈んだら寝るように心がけ、心をおし鎮め、しまい隠しているように安静にさせる。私心を隠しているがごとく、内密にして得をしているがごとくふるまうことである。

寒さを避けて温かくし、皮膚を開いて汗を出すようなことをして、閉蔵している陽気を逃がしてしまってはいけない。これがつまり、冬気に適応した方法であり、「蔵気」(冬気)

を養うという道理である。

天の気は清浄光明である。これは天がその徳を隠し収めていながら、その運行を休むことなく、自らはその光明を表に現さないでいるためであり、だからこそ永遠に存在して下ることがないのである。

もし天が徳を蔵さずに、光明をあらわにしたならば、月日は輝きを失ってしまう。ちょうど、私たちの孔竅に邪気が入り込んで目が見えにくくなったり、耳が聞こえなくなったりするように、天の気はそのため閉塞し、地上は明かりを失い暗くなる。

雲や霧が滞って上昇できなければ、雨露も下降できず、上下が互いに行き来できないので、万物の命を潤すことができない。

雨露が施されなければ、大きな樹木はほとんど死に絶えてしまう。悪気が時ならず起こって風雨が調節されないと、下るべき白露が下降できないので、草木は枯れて、繁り栄えることができない。変な方向からの賊風や激しい大雨がたびたび起これば、天地四時の秩序は保たれず、万物の成長の法則が破壊されれば、生物の生命は半ばに至らずして、絶滅してしまう。

ただ聖人だけは、自然の法則に従っていくことができ、生きることができる。だから身体に大きな疾病はなく、自然の万物と共にあって、生気も衰渇しないですむのである。

春は万物を生じさせるので、その春気に逆らうと、春の少陽が発生できず、肝気が内にこもって、病が発生する。

夏は万物が繁り成長するので、その夏気に逆らえば、夏の太陽が成長できないので、心気を内に虚させてしまう。

秋は万物が成熟し、収穫するので、その秋気に逆らえば、太陰が収斂できず、肺気が熱をもって肺がやつれ腫れてくる。

冬は万物が閉蔵するので、冬気に逆らえば少陰が潜蔵できないので、腎気が弱り沈んで、働かなくなってしまう。

春夏秋冬四時の陰陽の変化は万物の成長収蔵の根本である。

そこで聖人は、春と夏に陽気を養い、秋と冬には陰気を養うわけで、その根本原理に従うことを旨としているからである。

だから聖人は万物と同様に成長発育の場を共にできるのである。

仮にこの根本原理に反すると、生命の根本は傷つき伐《か》られて、真気も損なわれ、壊されてしまう。だから陰陽の四時の変化というものは、万物の成長、衰老、死亡の根本であるというわけである。そこで、これに反すると災害を招き、これに従えば疾病も生じない。これがつまり道理を得るということである。この養生法を行うものは、聖人は着実に行うが、愚かなものはかえってこれに背いてしまう。

陰陽の法則に従えば生きることができるし、陰陽の法則に逆らえば当然死んでしまう。これに従えば太平を得られ、それに反逆すると混乱してしまう。もし、逆を順と思い込むと、それこそ、身体と環境が拒み合って（これを内格といい）、互いに適応しなくなってしまう。

このゆえに聖人は『已病《いびょう》（注22）治さずして、未病を治す』といい、つまり、病気になってしまってから治療するのではなく、病気にならないうちに養生をして病気にならないようにする。『已乱を治さずして、未乱を治す』とは、これをいうとしている。

仮に病気になってしまってから治療したり、戦乱が既に起こってしまってから平定するということであればつまり、喉が渇いてから井戸を掘ることを思いつき、戦争になってからやっと武器を作ることを考えるのと同じで、それではあまりにも遅すぎるのではないだろうか。

〔まとめ〕

①四季の養生法を述べて、それには内的、外環境があり、春は生じ、夏は長じ、秋は収し、冬は蔵する。この四時の気候変化に適応しなければならない。もし季節の養生法に反した生活をすれば、必ず病気すると説いている。

②聖人は『已病を治さず未病を治す』。

十二経路 気血流注法

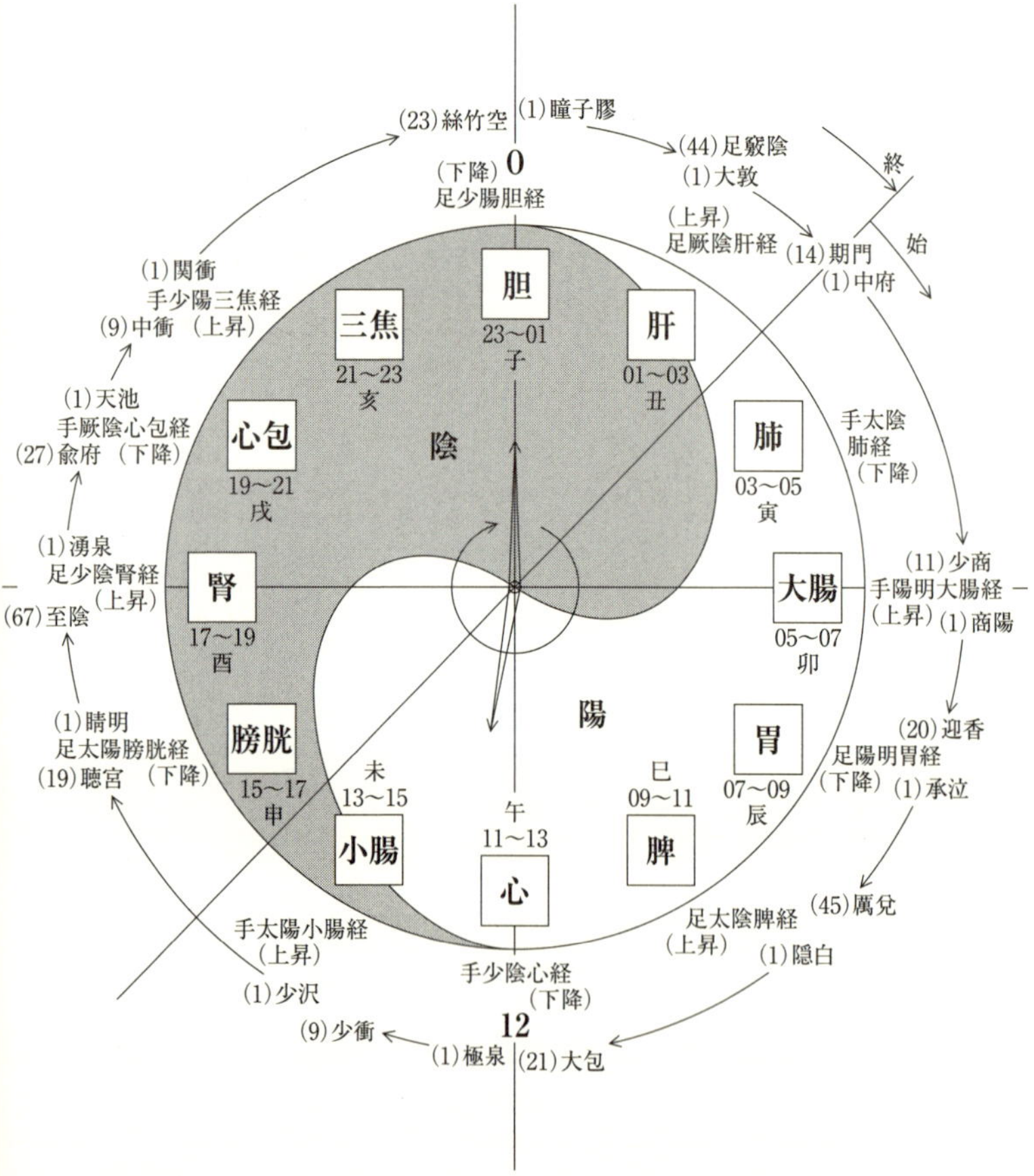

(1)瞳子髎
(44)足竅陰
(1)大敦
終
始
(上昇)
足厥陰肝経
(14)期門
(1)中府
手太陰
肺経
(下降)
(11)少商
手陽明大腸経
(上昇)
(1)商陽
(20)迎香
足陽明胃経
(下降)
(1)承泣
(45)厲兌
足太陰脾経
(上昇)
(1)隠白
(21)大包
12
(1)極泉
(9)少衝
手少陰心経
(下降)
(1)少沢
手太陽小腸経
(上昇)
(19)聴宮
(下降)
足太陽膀胱経
(1)睛明
(67)至陰
(上昇)
足少陰腎経
(1)湧泉
(27)兪府
(下降)
手厥陰心包経
(1)天池
(9)中衝
(上昇)
手少陽三焦経
(1)関衝
(23)絲竹空
0
(下降)
足少陽胆経
胆
23〜01
子
肝
01〜03
丑
肺
03〜05
寅
大腸
05〜07
卯
胃
07〜09
辰
巳
09〜11
脾
午
11〜13
心
未
13〜15
小腸
15〜17
申
膀胱
17〜19
酉
腎
19〜21
戌
心包
21〜23
亥
三焦
陰
陽

3　人間の身体の生命活動は気《き》・血《けつ》・水《すい》の営みである

①『気』について

東洋医学は気の医学と言われるくらい太古の昔より気についての探究と修業がなされてきた。気とは何であろうか。毎日、気という言葉は一番多く使われているかもしれない。「お元気ですか」、「お天気いいですね」、「気持ちのよい朝ですね」、「気分もさわやか」など。また、電気・蒸気・勇気・根気・気力などと。

「ではいったい『気』とは何ですかと聞かれたら、どのように説明しますか」なかなか一言では説明できにくいようなわかりにくいようなものである。

気とは形がなくて働きがあるもので、おそらく、自然界、あるいは宇宙のすべてを動かす原動力になっているものが気ではないだろうか。

太陽の周りを地球が回っている、地球も自転している、風が吹く、草や木が成長するなど。

人間の場合で考えてみると、体を物体と観て、それを動かしているものを気と分けて考えてみるとよくわかる。人間、気が抜けてしまったらフニャッとなり、完全に抜けてしまったら物体だけになり死んでしまうことになる。

あの人は元気がないな、気落ちしているな、気が滅入っているな、と。病気とは気が病むと書き、反対にあの人は元気がいいな、活気があり、気力も充実しているな、やる気まんまんだな、と。

だからこういうふうに考えることができる。健康な人ほど気力が充実し、充満している。健康を害し、体力が弱まり、病気し、衰弱すると気が少なくなり、抜けてしまう。若い人ほど気が充満していて、年寄りになると気は抜けてしまう。

だから、この気を正常な状態に保ち、いかに巡らせるかが、健康維持の面でも治療の上でも大変重要なことである。

気は人体を構成する基本物質の一つであり、血液・リンパ・内分泌・津液・臓腑・経絡・組織・器官等が生理活動を営む上で原動力となるものである。

人体の気は、多種多様な形で表現されているが、そのうちで最も基本的な気は『元気』である。

それは原気・真気とも言い、元気は腎の精気で、『難経』（注23）の三十六難に「左を腎となし、右を命門となす」と述べられていて、右の腎臓を命門といい、すなわち命の門、生命の出入り口である、としている。

生命と重大な関係があり、元気の根本で、人体の産熱の発源地でもあるわけである。

また命門の火は脾胃を暖め飲食の消化を助けて、脾胃が吸収し運化して出来た水穀の気や、肺より吸入した空気により、これらが一つになって元気はつくり出されるのである。

元気は活動力が非常に強く、巡り巡って全身の隅々まで流れ込んでいく。

元気が臓や腑に分布すると臓腑の気（心気・肺気・脾気・肝気・腎気等）となり、経絡に入って、巡っていけば経絡の気（経気）となる。

人体の成長・発育・一切の生理活動及び新陳代謝はみな気によるもので、また、人の体温や各臓腑・器官など一切の組織が生理活動を行うエネルギーは、みな気の作用である。

体の皮膚の表面を防御し、外からの邪気の進入を防ぐ働きもあり、また、血や体液が変化して生じたり、体液を巡らせたり、汗・尿への転化はすべて気の働きによるものである。

それから、血液が血管の外に漏れないのは気の固摂作用によるものである。

気の病理変化としては、

●**気虚**《ききょ》……主に疲労倦怠や力が抜けてなくなったり、声にも元気がなくなり、弱々しく小さい低い声になる。呼吸も弱く短くなり、汗もじわじわと出るようになる。脈も細く弱くなり、力もなくなる。

●**気滞**《きたい》……主な症状は局部の疼痛と腹が張って重苦しく、痛みはひどくなったり軽くなったり、その出る位置は一定してはいない。精神情緒面でも関係する。

例えば、胸や脇が張って痛み、胃腸に気が停滞すると腹が張って痛み、肝臓の経絡に気が停滞すると、乳房が張って痛みが出るし、下腹が下垂して張ってくる。

●**気逆**《きぎゃく》……肺や胃の症状によく見られ、肺の場合には下から突き上げてくるような咳が出たり、胃の場合には、胸がむかついて気分が悪く、嘔吐やげっぷ等が現れる。

●**気陥**《きかん》……脾臓の症状に見られることが多く、眩暈《めまい》、腹の力がなくなって、ぽってり張ってきたり、下痢が長いこと続いたり、脱肛・子宮下垂等が現れる。

このほかにも穀気（穀物が持っている働き）、邪気（病のもとになる害を与える気）、水気（体内にある正常でない水液）など、気に関する言葉は非常に多くある。

また、先天の気や後天の気という言い方もある。

先天の気は生まれた時に母親より同時に受ける元気のことで、生命現象の根源であって、特に腎気を指す。

腎気は人間の成長・発育・老衰・生殖能力に非常に関係が深いところから〝先天の気〟と言われていて、腎臓は発育生殖の源であるので、例えば、赤ちゃんの発育障害や知恵の遅れなどもみな腎の虚であり、〝先天の気〟の不足によるものである。

後天の気は生まれた後に飲食物によって作られるもので、これは、出生後に食べて成長していくので、飲食の栄養は脾臓の働きである飲食物の消化吸収作用によって各臓器や器官に送られるため、脾臓の働きが出生後は成長・発育を左右することから、脾臓の働きが悪いと〝後天の気〟も不足して元気もなくなっていくわけである。

②『血《けつ》』について

私たちの生命を維持していくために基本となるものは『気』の流れと『血』の営みである。気と血と水の調和が取れている状態が健康な状態で、気は目には見えないで、働きだけがあり、血は目に見えるので、それぞれ別々のもののように考えがちであるが、気と血はお互いに強調し合って一体となって働いている。

だから、血は気がないと流れていくことはできないので、気が血の中に入ってこそ、血は活動できるわけである。

この活動性を持った気を『血気』ともいい、『血気盛ん』とか『血気にはやる』とか、よく言われるのをみても理解できよう。

漢方では、病気の原因が『血』であった場合は『血毒』といい、これらが原因で、血実・血虚・血熱・血寒・血燥・瘀血《おけつ》などの病気の症状が現れてくる。

その中でも特に瘀血に対する病理観が漢方独特の考え方なのである。

・瘀血《おけつ》

瘀血とは昔からよく言われている古血《ふるち》と考えてよいだろうが、漢方家の中でも明確な説明は難しく、現代医学にはない漢方独特の概念である。

瘀血は汚染された生気のない血液の意味で、非生理的血液であり、血液としての機能を失い、身体に有害な作用をするものである。

瘀血の瘀は『淤《お》』で、どろ・かす・あくなどの意味がもとにあり、『汚れた・泥のような・停滞した・古い血液』、つまり、血液の循環障害が起こり、停滞して血液の働きをなくし、それが、病的な症状を引き起こしたり、他の病気の原因になったりするものということになる。

・瘀血の症状

瘀血という考え方は西洋医学には存在しないので、瘀血の症状を病気としてとらえることができない。

だから現代の人々にはこの瘀血の概念が理解しにくく、不思議に思われがちであるが、この瘀血の意味を知って病人を診ると、いろいろな病気に、いわゆる瘀血というものが関係していたり、特に、慢性病には体質的な基盤となっていて、病気を治りにくくしていることがわかってくる。

健康な人の中にも、体質的に瘀血の症状を持った人がかなりいるが、これらの人々が一度病気になると、病気は瘀血のある体質の上に現れてくるので、必ず瘀血症状として診断できるから『証《しょう》』（注24）が決まり「薬方」も定まるわけである。

この瘀血の診断法と治療は特に慢性病において効力を発揮するものである。

瘀血の症状は、全身的なものと局所的なものに分けられるが、局所的な症状もよく観察すると一定の症状群があることがわかる。

①頭痛・眩暈《げんうん》（めまい）・肩凝り・耳鳴り・動悸・心悸亢進《しんきこうしん》・腹満《ふくまん》（腹がぽってり張ってくる）・口が渇くのに水を飲みたがらない（口を湿らせるだけでよいといった症状）・全身灼熱感（全身が焼けるような感じ）・足腰の急冷感・しびれ感・不眠・健忘（ものわ

すれ、わすれっぽい）などの自覚症状

②上衝《じょうしょう》（のぼせ）・気がイライラする・移り気などの症状

③唇・舌・歯ぐきが暗赤色・紫・青い

④皮膚に紫斑点が出る・青筋・皮膚がかさかさになる・サメハダ・目の下にくまができるなど

⑤爪が紫色、暗赤色・手掌《てのひら》が部分的に暗赤色になるなど

⑥衄血《じっけつ》（はなぢ）・吐血・血尿・便血・子宮出血・出血しやすい・あざが出来やすい

⑦婦人病の月経異常

⑧食欲不振・下腹部の膨満感・下腹部左側に圧痛・抵抗などの異常症状

以上のように、これらの病人の体に現れる症状を目で見たり、訴える症状などで瘀血があるという診断ができる。

・瘀血の出来る原因

瘀血はなぜ起こるのであろうか。それにはいろいろな原因が考えられる。

熱性病のために血液が変わったり、打撲によって溢血《いっけつ》したり、月経不順や閉経などの月経障害、産後の悪露の停滞や婦人の生殖器の病気、臓器の鬱血《うっけつ》やホルモン・自律神経の失

調などが考えられる。

また、瘀血は非生理的であるために、それ自体が毒素を発生したり、血液が生理機能を失っているので、細菌が寄生したり、繁殖したりする。

働きをなくした血液は瘀血の塊《かたまり》として血管壁に沈着し、循環障害を起こしたり、栄養障害を起こしたりする。

また、これらが動脈硬化症や高血圧症・脳出血・皮膚病・神経痛などの慢性病の原因となっていくことも予測できる。

・瘀血によって起こる病気

瘀血には、新しい瘀血と永年溜まった古い瘀血がある。また、陽性の瘀血と陰性の瘀血があり、実証の瘀血と虚証の瘀血がある。

現代医学的に考えてみれば次のような病名となるだろう。
①慢性の消化器の病気（胃潰瘍や便秘・痔など）
②動脈硬化症・脳出血・高血圧症
③腰痛・神経痛・神経症
④各種の婦人病（ヒステリー・血の道症・帯下・不妊症・更年期障害・子宮筋腫など）

⑤泌尿器・生殖器の病気
⑥皮膚病（蕁麻疹・湿疹など）
⑦結核性疾患
⑧その他、喘息《ぜんそく》のような慢性病

このように血が滞って、その場所においていろいろな病気が発生する。現代医学では病名をつけるが、漢方においては、それらの病名には一切関係なく、それらの病気がなぜ起きたのか、何が原因か、虚証の人が永い間の年月を経て出来た陳久瘀血なのか、そうでないのかをいろいろと証を立てて薬方を決めるので、瘀血がなくなると、例えば、冷え症や不眠症、ヒステリー、あるいは湿疹などを訴えていた人がすべて治ったりするわけである。

③『水《すい》』について

漢方における専門用語として体内の水分を『水』と言うが、体内の重要な働きをする生命力のある水『津液』と、また病気の原因となる生命力のない身体に害を与える水、『水《すい》毒《どく》』とは一般に使われている、いわゆる、水と分けて考える。

人間の体には約七〇%もの水分があり、水によって生きているといっても過言ではないくらい大切な働きを、水はしている。

私たちは水を飲食により摂り入れ、胃や腸で消化吸収して体に必要な水分は各臓器を通過しながら『生命のある水（津液）』になる。また不必要な水は尿として排出される。

だから、生命力のある水（津液）と一般の水とは全く性格が異なるものであり、体の中でのこの『水《すい》』の変調を病気としてとらえることができるのである。

〔水《すい》〕に関する用語

〔水飲《すいいん》〕

水飲は臓腑の病理変化の過程における浸出液のことで、水《すい》は薄い透明なものをいい、少し粘り気の多いものを飲《いん》といっている。

腎臓は水に属し、体内の水分調整を行っているが、この腎水が不足したり、上部で心火が妄動して、下部の腎陰を傷つけたりすると、この協調を失い、心煩《しんぱん》（むなさわぎ）・失眠（ねむれない）・遺精（体が弱っているために寝ている時に精液を漏らす）などの症状が現れる。

これは水（腎臓）と火（心臓）の働きがうまく調和がとれていないからである。

〔水逆《すいぎゃく》〕

この水逆という症状は、普通は水を飲むと水は高い所から低い方へ流れるわけであるが、逆に上へ上ってきて吐いてしまう、といった病症のことで、これは胃に停滞している水毒があるために、水気が化せずに、喉が渇いて水を飲みたがるが、飲むと吐き出してしまうことになってしまう。

その他、水に関する用語はたくさんある。水腫《すいしゅ》・水脹《すいちょう》・水寒《すいかん》・水穀痢《すいこくり》・水気結胸《すいきけっきょう》・水毒《すいどく》など、これらは体内の水の変調が起こり、むくんだり・腹が張ったり・冷えたり・食べ物がそのまま水のように流れる下痢であったりなど、病的な症状としてとらえることができる。

〔津液《しんえき》〕

津と液とは、普通は一緒にして言われているが、「津」は比較的きれいで、薄く、皮膚の間に分布していて、肌、皮膚を温め潤している。

黄帝内経《こうていだいけい》の霊枢決気篇《れいすうけっきへん》に汗となってたらたら流れるものを『津《しん》』というとしていて、液は、比較的濁っていて、ねっとりとし、関節や脳髄孔に分布し、これらを潤している。

しかし体全体としては、津と液はお互いに影響し合って互いに転化している。

津液は組織・器官に栄養を与え、これらを潤すほかに、体内の状況と外界の気候の変化や環境等に深く左右される。

例えば、夏は暑いので非常に汗をかくので小便の出は少なくなり、寒い冬は汗が少ないので小便の量は多くなる。

津液はいろいろな状態において作用するので『生きた生命力のある体液、つまり外敵と戦う力をもっている体液』ということになる。

・水毒が原因の病気の症状

[1] 浮腫《ふしゅ》（むくみ）・胃内停水《いないていすい》（胃の中で体をゆするとチャプチャプ音がする）

[2] 心悸昂進《しんきこうしん》（胸の動悸）・喘息《ぜんそく》・咳嗽《がいそう》（せき）・嘔吐・むかつき・めまい・耳鳴り・頭痛・頭重・息切れ・倦怠感・下痢・便秘・冷え性・関節炎・胸痛・神経痛などの痛み・震えや痙攣など

[3] 汗・涙・唾液の分泌過多・痰・口渇《こうかつ》（口が渇く）

[4] 尿の回数や量の増減（排尿異常）

[5] 病的浸出液の分泌

①手足の浮腫（むくみ）
②胃内停水（胃下垂）、チャプチャプ揺れれば車酔い、船酔い
③腹中雷鳴（ごろごろ鳴る）
④心悸亢進（動悸がする）
⑤便秘、下痢
⑥悪心（むかつき）、嘔吐（おうと）、痰、喉の渇き
⑦眩暈（めまい）、頭痛、頭重
⑧唾液
⑨水鼻
⑩耳鳴り
⑪唇の荒れ（水を飲んでも水が巡らないのでカサカサ、口が乾く）
⑫目の病気、涙の分泌過多
※薄い血液は浸み出やすい。リンパ液が増える。浮腫、関節炎、痛みなどが出る。
※リンパ圧が高くなると三半規管の異常が起き、耳鳴りや平衡感覚の異常による目まい、メニエル等が出る。
※血管より水が吸収されれば血は薄くなる。すると、貧血、高血圧、冷え、目まい等が

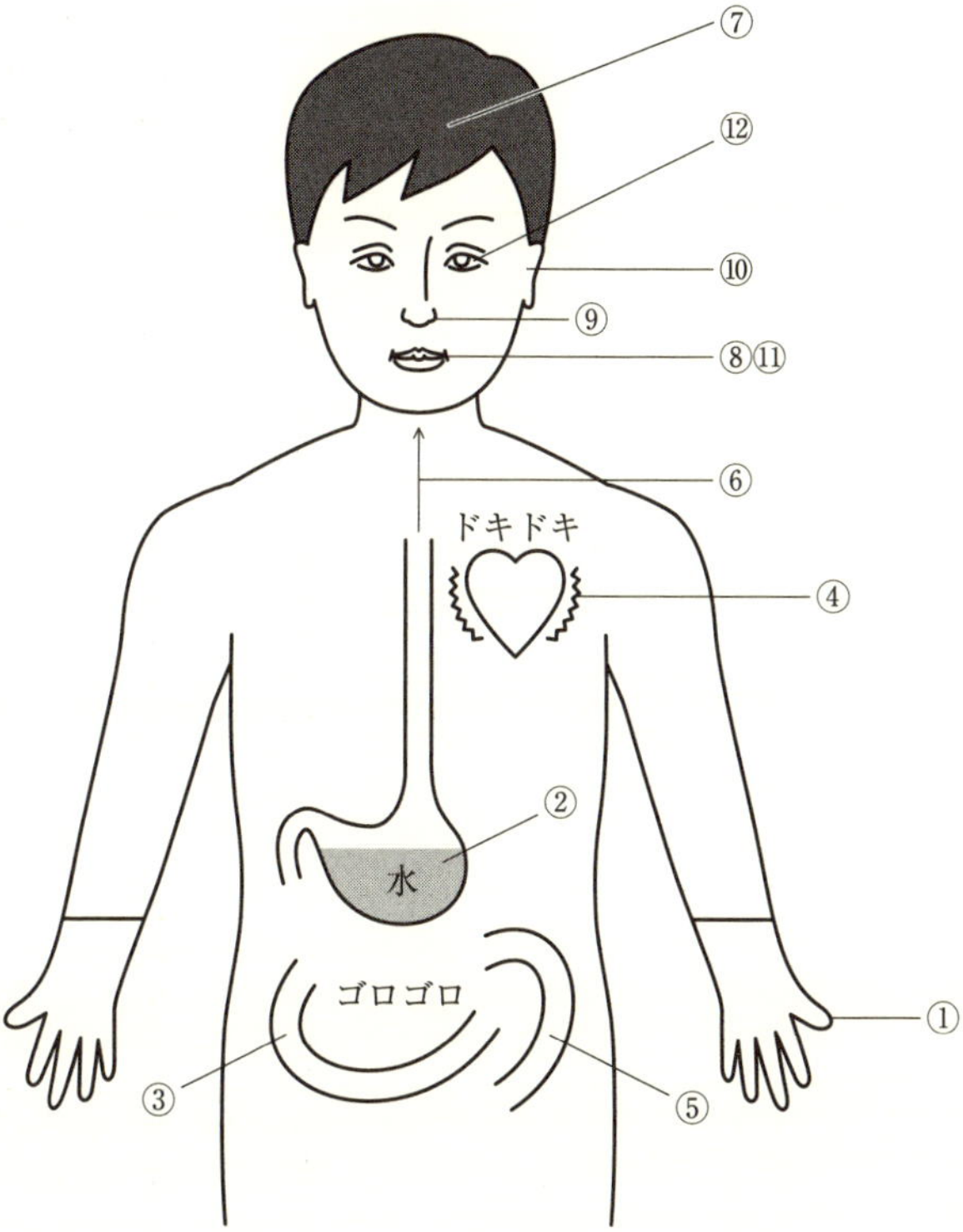
⑦
⑫
⑩
⑨
⑧⑪
⑥
ドキドキ
④
②
水
ゴロゴロ
①
③
⑤

起こる。

※心臓は薄くなった血液を使うと、その分だけ多く動かなければならないので、動悸が起きてくる。

※脳には一定の血液が必要なので水が増えると脳血管が拡張する。圧迫すると頭痛が起こる。

※逆に脳のリンパ液が増すと脳血管が締めつけられて頭痛が起こる。

第三章　（実践篇）養生は最高の治療法・健康法

この章では、養生法は、私の『基本原理の五つの柱』が根本を成すものですが、その中で特に『食』と『呼吸』、『足』について詳しく解説します。

1　食べ物の養生法

人間は食べ物を食べて生きている。すべての動物がそうであるが、この『食』を考えた時、昔と今は全く違うように思われる。

自然界で生を営む動物や鳥・昆虫・魚・人間は昔ながらの『食』を続けてきているが、都会に住む現代人は、明らかに『食』に変化異変が起きていると思われる。

私はこの地球上の生命を誕生させ、育んできたものの大本は太陽の陽気だと思っている。すべての生き物はお互いに他の動物や植物の生命を『食』しながら生を営んでいるので、そこには決して破ってはいけない大自然の掟があるのではないだろうか。

私はまたこのようにも考える。

神様（太陽）は『それぞれの動物にそれぞれの餌を与えている』と。

草食動物の鹿や兎、肉食動物の虎やライオン、鳥や魚、すべての野生の生き物はそれぞれの環境の中で親から受け継いだ食べ物だけを食してきている。

しかし私たち現代人はその掟を破って『食』を急変させた、――そこに野生動物に見られない数多くの現代病が急増したと考える。

日本は周りを海に囲まれているので、大昔より、魚貝類や海草、農耕民族であろうから、穀物を中心に野菜・根菜類を主に食べてきたはずである。

肉はほとんど食べていない民族である。たまには猪や鹿・熊・鳥なども食べてはいただろうが、量的には少ないはずである。しかし今は肉が多く食べられるようになった。

日本人は元来、草食動物であるが、肉食動物に急変したと言えるかもしれない。

神様（太陽）の掟を破ったかもしれない。当然、罪を犯せば罰を受けねばならない。死刑を宣告され、首を切り落とされて、死の苦しみを受けるのによく似ている。

乳癌や大腸癌になって手術し、切り取られ、痛みや苦しみを与えられ、最終的には大半の人が死んでいくことになる。

日本における死亡原因の第一位が癌であるが、厚労省の推計によると、生涯のうちに癌にかかる可能性は、男性が二人に一人、女性が三人に一人とされていると冒頭に書いた。

今、私はふと狂牛病の牛のことを思い出してここに書いているが、あれは確か、牛の餌の中に牛骨や内臓などの肉を乾燥粉末にして食べさせたのではなかったのでは？　それが原因で牛の脳に穴が空いて、牛が立てなくなってしまった。草食動物である牛に肉食をさせたのである。――これは自然の掟を破ったから当然、罰を受けたのではないだろうか。

次に母乳について書くのでご一考いただきたい。

「赤ちゃんを産んだら絶対、母乳で育ててくださいよ！」と私は言いたい。

母乳は母親の血液である。赤い色はしていないけど、食べ物を消化吸収して、その栄養を、乳房を通して赤子に与える。

離乳までの約一年、その間に母親の愛情も感情も乳房を通して一緒に伝わっていく。

ところが、この現代社会の母親は、母乳を与えないで粉ミルクを与える。大自然のどこの動物の世界で、母乳以外の他の動物の乳を与える動物の母親がいるだろうか。

哺乳類のすべての赤子は、この世に生まれ出るやすぐに、本能的に母親の乳房を探し、むさぼり飲む。現世の赤子でも本能的に母親の乳を求める。

だが、自分の乳を与えない母親が多い。

哺乳瓶の乳首・粉ミルク・牛の乳である。

赤子は本能的に怒ることだろう。泣きながらでも飲まなければならない、空腹には勝てないから。

本能的に母親を恨むかもしれない。そういう子は大きくなったら、おそらく、親に反抗し、言うことを聞かない子になるだろう。親が何かものを言うと、すぐに「モーッ」と反発するだろう。牛の感情は伝わっても母親の感情や愛情は伝わらないと思う。

最近やたらと多いのは、『子どもが親を殺すニュース・親が子どもを殺すニュース』、学校で殺人――こんなことが昔にそんなにあったのかと言いたい。

その原因を考えれば、私は『肉食』にあると思う。肉を食べてはいけないなんて絶対言わないけれど、食べ過ぎに問題があるのである。草食動物である日本人が肉食動物になってはいけないのである。

現代病の多くの原因の一つではあるけど、精神も狂ってしまうと思う。『健全なる精神は健全なる肉体に宿る』――その健全なる精神も肉体も『食』が間違えば完全に壊れてしまう。

本来、草食動物はおとなしいし、ほとんどの動物は群れを作って一緒に行動をする。協調性があり、殺し合うこともしない。

一方、肉食動物は相手を殺して、それを『食』してしか生きられない。

蛋白質の性質を比べてみると動物性と植物性では大きな違いがある。

いろいろな実験結果では、『瞬発力』は動物性蛋白質をたくさん食べる方が、植物性蛋白質を多く食べる方より勝っているが、持久力は動物性蛋白質より植物性蛋白質の方が勝っている。

性格的には動物性蛋白質を多く食べると攻撃的、イライラ・短気・カーッとして見境がつかなくなる。それに対して、植物性蛋白質を多く食すると、温和・やさしい・思いやる心・自制心などが生まれる。

身長や体重は動物性蛋白質を多く食する方が成長は早く大きくなるが、その分寿命は植物性蛋白質の方が長い。

おもしろいデータがあるので次に紹介しよう。

それは動物の乳と人間の母乳での蛋白質の量による成長の早さと寿命の関係を調べたものである。

人間より成長のスピードが早い動物は、乳の中の動物性蛋白質の割合が人間の母乳より多いとのこと。

人間の二倍のスピードで育つ馬の乳の中の蛋白質は母乳の二倍含まれている。母乳の中の蛋白質は一・一%、馬は二%、牛は三・五%、豚は五・二%、犬は七・四%と、早く一人前になる動物ほど高濃度の蛋白質が含まれている。

単純計算では、子どもを牛乳で育てれば母乳を飲むより三倍早く成長することになる。肉など他の動物性蛋白質も同じように成長を促進させる。

成長が早ければそれだけ寿命は短いだろう。また、蛋白質を多く摂り過ぎると、癌になる可能性も大きいのである。癌細胞もまた蛋白質で出来ているので、余分な蛋白質は癌細胞の原料を提供していることになり、また、蛋白質が体内で分解して出来るアミンという物質は発癌物質の主役とも言われている。

次に『常温で固まる脂』をご一考願いたい。私は現代病の一因を成すものと思っている。体には少しは必要ではあろうが、多食は病気の原因になると推測する。

ラード・ヘット・バター・マーガリン・チョコレートは常温で固まってしまう。熱を加えると溶ける。

食パンにバターをこってり塗って食べる。菓子パン・洋菓子などにはたくさんのバターが使われている。焼肉・ホルモン、カレーやハンバーグなどにもたくさんの肉の脂肪が含まれている。

すき焼をする時、脂の固まりをフライパンに擦って溶かし、肉を焼いて、野菜を入れて焼いて食べる。食べ終わって鍋を洗おうとしたら鍋の回りにこってりと白い脂が付着している。熱を加えると溶け、冷えると固まる性質がある。

食して体内に入ったらどうなるだろうか。

胃や腸で消化吸収され、血管に入り、体の末端の冷えた所に行ったら、おそらく固まってくると考えられる。

おなか・手足・乳房・頭・血管壁など、血流の流れが弱い冷えた所に行ったら固まってくるはずである。

脂肪は食べ物であるから、体内でも当然酸化して腐ってくるはずである。そこに菌が入り込んで繁殖し、巣を作って固まり瘤《こぶ》になると、乳癌とか子宮癌・筋腫などに変化していくのではないかと私は考える。

おなかの冷えた所に脂肪が溜まり、その脂肪は肝臓にも溜まって脂肪肝・肝硬変・肝臓癌となり、動脈にもこってりこびりついて、血管壁には酸素も栄養も行きにくくなり、脆《もろ》くなって、切れやすくなり、心筋梗塞や脳梗塞、血栓や動脈硬化などとなっていくのではないだろうか。

『シボウ（脂肪）はシボウ（死亡）につながる』のでは？

そして次に、昔の食と今の食との大きな違いが出てきているのが、加工食品である。

それらには多くの食品添加物が使用されている。発色剤・防腐剤・酸化防止剤・合成甘味料・酸味料・調味料・殺菌料・合成着色料・着香料・乳化剤・被膜剤など数多くの薬品が使用されている。これらの毒性は否定できない。

大量に加工食品を買って食べている人は、それだけ薬品を食べていることになる。体内に薬品が蓄積され、さらに毒性を増し、害毒を人体に加えていくことになると推測する。

自然界にある食べ物は、私たちの身体は処理できるが、化学で新しく作り出された物質は、私たちの身体にその処理能力があるであろうか。各臓器にそれだけの能力があるのかと考えた時、いや『それはない』としか言えないように思われる。そもそも食品は食べ物ではないと私は言いたい。

食べ物は生命がある生きているもの、『気』があるもので、その『気』を食して私たちの身体に取り入れてこそ生命を養うことができるのである。

食が間違えば必ず病気をする。できるだけ旬の生きた穀物や野菜・根菜類、魚や卵などをしっかり食べることである。それが健康な身体を作る絶対条件である。

『食は命なり』と、江戸時代の観相家・水野南北も言っているが、肝に銘じるべき名言である。

①穀物の働き

大自然が穀物を育て、それを主食にして私たちは生きている。大自然の気が穀物の中に満ちあふれ、それを身体に取り入れることによって、私たちの生命を維持しているので、穀物をしっかり食べなければ生命を育むことはできない。

中でも米は、五穀の中でも第一義的な重要な食べ物で、生命にかかわるだけに、その働きを知らずにいてはいけないと思う。

例えば、金石草木、鳥獣虫魚が百薬として使用されているが、どんな薬よりも米は私たちの身体に一番大切なもので、米に勝るものはないのである。人参や甘草が漢方薬では百薬の長といわれていても、健康な人が常に服用すると、身体が熱くなったり、緩んできたりといろいろな症状が出てくる。これが、薬が米に及ばない理由である。

それで虚弱で痩せていたり、疲労したりする人を補養するのには、米を食べる方が薬を飲むよりも、はるかに効果があるのである。

一般的に薬は毒である。神農（注25）も一日に七十もの毒に遭うと言っている。一切の薬物は本来毒を持っているので、その毒を病毒にぶつけるために、その病に打ち勝ってこそ薬となるものである。

米は薬と違って、わずかの毒気もなく、病気の時は薬となり、健康な時でも薬となるので、いつも私たちの身体に必要なもので、毎日しっかり食べなければならない一番大事な食べ物ということができる。

稲（いね　甘・微温）

気力を増し、血流を良くし、五臓の働きを良くし、顔色を良くする。

飯（めし　甘温無毒）

五臓を補い、気血の働きを良くし、百病を治す。

糯米（もちごめ　甘温無毒）

脾胃を壮にし、虚寒（身体が弱く、体力がなく冷えているもの）を温め、泄痢《せつり》（腹下し）を止《と》め、小便の回数を減らし、自汗《じかん》（身体が弱ってじわじわ出る汗）を止める。

小麦（こむぎ　甘微寒無毒）

煩を除き、渇を止め、汗を収め、小便の出を良くし、心気を養う。

饂飩（うどん　甘温無毒）

腹中を温め、冷瀉《はらくだし》を止める。

南蛮黍（なんばんきび（とうもろこし）　甘平無毒）

胃の働きを活発にして、腹中を調え、腹下しを止めるが、多食すると消化に悪い。

蕎麦（そば　甘微寒無毒）

気分をおだやかにして、腸を寛《くつろ》げ、能く腸胃の残りかす、積滞《つかえ》をこなす。また浮腫、尿の白濁、泄痢《はらくだし》、腹痛、上気を治す。できもの、腫れものを治す。

大豆（だいず　甘温無毒）

気分をおだやかにし、腹中を寛げ、腸に良い。大便の出を良くする。

黒大豆（くろだいず　甘平無毒）

腎臓病、血を活かし、排尿を良くし、気分をおだやかにし、諸々の風熱を除き、一切の毒を解する。

赤小豆（あずき　甘鹹無毒）

気分を穏やかにし、湿を取り除き、尿の出を良くし、腫れを引き、一切の熱毒、風腫（風邪を受けて腫れるもの）、癰腫《ようしゅ》（悪性の腫れ物）を取り去る。乳汁の出を良くし、魚毒を解す。

緑豆（みどり豆〈文豆ともいう〉　甘平無毒）

腫れ物の気を下し、金石草木の一切の毒を解す。

豌豆（えんどう　甘平無毒）

小便の出を良くし、腹張満を治す。痒《かゆみ》をやめる。脾臓の働きを良くする。

胡麻（ごま　甘平無毒）

黒ごまは腎臓に作用し、白ごまは肺に作用する。共に五臓を潤し、血液の流れを良くし、大腸・小腸の働きを調える。

胡麻油（ごまあぶら　甘大温無毒）

熱毒を下し、大腸・小腸の調子を良くし、虫毒を解する。塗れば肌つやを良くし、痛みを止め、腫れを消す。

味噌（みそ　甘鹹温無毒）

腹中を補い、気を益し、脾臓を調え、心臓・腎臓を滋養し、吐瀉を止め、手足を強くし、髭・髪を黒くし、皮膚を潤す。病後の体力回復に良い。酒毒・鳥魚獣菜菌の毒を解する。

納豆（なっとう　甘微温無毒）

気を穏やかにし、腹中を調え、食を進め、消化を良くする。

豆腐（とうふ　甘鹹寒あるいは平、小毒あり）

熱を引かせ、充血などの鬱血を分散させ、赤眼、腫痛を治す。張満《ちょうまん》（おなかがぽってりと腫れて膨れてくる病）を消し、大腸の濁気《だっき》（食べ物や水が古く滞ったもの）を押し出し、久痢（久しく下痢をすること）を止め、酒毒を分解する。

餅（もち　甘温無毒）

気を益し、血の巡りを良くし、脾胃を煖め、大便を固くし、小便を抑え、汗を止める。多食すると痘疹《とうしん》（もがさ・吹き出物）が出てくる。

飴（あめ　甘温無毒）

胃を健やかにし、血を収める。多食すると胸や腹が腫れ、胸がもやもやして吐き気がしたり、酸っぱいものが上ってきたり、下腹が痛くなったり、吐いたり、熱が出たり、腎臓を悪くする。

醤油（しょうゆ　鹹甘冷利無毒）

一切の飲食および百薬の毒を解す。

酢（す　酸苦温無毒）

諸瘡腫、腹の積塊《しゃっかい》（できもの・腫れ・腹の中の水毒や食物によって出来るもの）を消し、魚・肉・野菜・寄生虫の毒気を解す。

酒（さけ　甘辛苦大熱で有毒）

気を巡らせ、血を和らげ、鬱を解し、瘀（汚物が滞ったもの）を逐い、寒を温め、暑を消し、風湿《ふうしつ》（関節炎・リウマチの類）を散じ、尿の出を良くし、大腸を滑らかにし、薬の働きを助け、肉・魚・野菜・果物の毒を解す。

焼酎（しょうちゅう　辛甘大熱有毒）
鬱《うつ》を開き、胸のつかえをとり、痰を散らし、寒を防ぎ、湿を追い出し、赤眼を治し、小便の出を良くする。飲み過ぎると腸を削り、胃を腐し、身命を損なう。生姜・にんにくと一緒に食べれば痔になる。

糟（かす・酒粕　甘温無毒）
血を活かし、月経の巡りを良くし、打撲損傷を治す。魚菜毒を消す。

②菜部の働き

葱茎白（ねぎ　辛温無毒）
風邪による顔や目のむくみや腫れを治し、よく発汗させる。乳汁の出を良くし、魚や肉の毒を解する。太陰肺経、陽明胃経に入り、よく発散させ、上下の陽気を通じさせる。

韮（にら　生は辛温、熱は甘酸温無毒）
肝経の病に良い。胃熱を除き、胃の痛みや胃の瘀血を散じ、鬱痰が食道を塞ぐのを取り除く。

大蒜（にんにく　辛温小毒あり。多食してはいけない）

にんにくは火に属するためによく発散させ、胸を寛げる。気を下し、穀物を消化し、体内の冷えをなくして、腎臓の働きを補う。太陰肺経・脾経に入り、脾臓・胃に入ってから五臓に通じ、体内の寒湿を取り除く。暑気や疫気（伝染病などの邪気）を退散させる。〔毒〕生にてにんにくを食べ房事（セックス）すれば、肝臓の働きを悪くし、顔色が青くなる。長い期間食べ続けると肝臓を悪くし、目の障害が現れ、痰がどんどん出てくる。

芥子（からし　辛熱無毒。多食すれば火〈熱〉を動かし、気を動かす）

根は崩血・咳嗽・膀胱結石・小便不通を治す。九竅《きゅうきょう》（人体にある九つの穴、口・両眼・両耳・両鼻孔・大小便の穴）の通じを良くし、耳目を明らかにする。

蕪青（かぶな　甘辛苦温無毒）

食物を消化し、気を下し、痰を逐い、嗽を治す。かぶなの根茎は気を下し、食物を消化する。脾胃の気は傷つかないので、毎日の食事に使われて栄養となる。

大根（だいこん　根は辛甘、葉は辛苦無毒。生姜はよく大根の毒を抑える）

生食すると気を動かし、噫《おくび》（げっぷ）を発する。熱食すれば気を下す。いずれの場合も、よく穀物を消化し、痰癖を除き、吐血・衄血《はなぢ》をやめ、麺毒を制し、魚肉の毒・酒毒・豆腐の毒を解す。

人参（にんじん　甘辛微温無毒）

気を下し、腹中を補い、胸隔・胃腸の通りを良くし、五臓を安定させ、食を進ませ健全にする。

生姜（しょうが　辛微温無毒）
大棗《なつめ》と共に用いると、辛甘の気をかりて脾胃の津液を巡らせ、元気を増し、皮膚や肉体の働きを正常にする。嘔《おう》（はき気）を止める聖薬とされ、風邪を去り、寒や熱を取り除き、痰を取り除く。乾姜は肺経気分の薬で嗽《せき》を治し、腹中を温め、腹痛や冷え性などに他の薬と一緒に加えて使用される。生姜はよく体内の湿（水毒）を取り除く。芍薬と一緒に用いて経路を温めて寒を除くので、冷えも治ってくる。海辺や山中の霧や雨などの湿毒を受けないように生姜一塊を食べて行けば邪気を去り、湿毒に侵されない。

ほうれん草（甘冷）
胸のあたりの働きを良くし、痞えている気を下す。

藍（ちさ　苦寒）
小腸・大腸の働きを高め、血管や神経の働きを良くし、熱による禍いや酒毒を解す。

葛（くず　甘平）
熱を除き、胃の働きを良くし、煩わしさを取り除き、喉の渇きを止め、大便の出を良くし、酒毒・諸毒を解する。

蒟蒻（こんにゃく　甘冷）

渇きの病・腫れものに良いが多食してはいけない。癇症《かんしょう》（神経過敏症の一種）を患っている時は食べてはいけない。

牛蒡（ごぼう　甘冷）

冬寒さにあたって発病したり、季節の変調による風邪を治す。風邪によるむくみなどの水分の変調やできものを治す。

茗荷（みょうが　辛温）

食を進め、邪気を除く。

山葵（わさび　辛温）

鬱を散じ、汗を発散させ、風邪を治し、体内の余分な水分を追い出し、積《しゃく》（気の鬱滞）を消し、痞《つかえ》を消し、魚毒・蕎麦《そば》毒を消す。

里芋（さといも　小毒あり　冷滑）

宿血（ふる血）を溶かし、知覚・感覚麻痺を治し、腸の働きを良くする。

山芋（やまいも　甘涼）

腎臓の働きを良くし、脾臓・胃を健やかにし、腹下しを止め、痰が切れずにゼェゼェ言っているのを治し、腸の働きを良くし、皮膚の働きを良くする。

茄子（なすび　甘寒）
鬱血を散らし、痛みを止め、浮腫《むくみ》を消し、腸の働きを良くする。
白瓜（しろうり　甘寒）
腸や胃の働きを助け、煩渇（熱のために煩悶）し、ひどい喉の渇きを止め、小便の出を良くし、酒毒を解する。
冬瓜（とうがん　甘寒）
煩わしい熱を取り、消渇《しょうかつ》（糖尿病などで喉がよく渇き、小便の回数が多い病）を止め、浮腫や酒毒を解す。
胡瓜（きゅうり　甘寒）
有毒、多食してはいけない。熱を冷まし、喉の渇きを止め、水毒を利する。
干瓢（かんぴょう　甘平冷）
熱を下げ、小便の出を良くする。
蓮根（れんこん　甘平）
煩悶《はんもん》（心中おだやかでないこと）、熱による喉の渇きを除き、胃の働きを良くし、消化を良くし、酒毒・蟹毒を解し、老後の留血《ふるち》を散らし、胸の痰を消す。
昆布（こぶ　甘鹹微温）

体の中に出来るできもの（積堅）を破り、水腫を利し、瘰癧《るいれき》（血気が臓腑に塞がり、首筋に結節が出来るもの）を治す。

若布（わかめ　甘鹹平）

小便の出を良くし、酒毒を解す。

浅草海苔（あさくさのり　甘冷）

多食すれば腹痛を起こす。また白沫を吐く。咽頭痛・できもの・脚気に良い。

2　呼吸法

私たちは呼吸をして生きている。この呼吸について、「あなたは考えたことがありますか。本当に正しい呼吸をしていますか？」と、今、私は皆様方に質問を投げかける。

生まれた時から呼吸をしているわけで、全然気にもしていないし、空気みたいな存在で、当たり前のことで、おそらく何のことやらと思うかもしれない。

私が今問題にしているのは、都会で仕事をしている特に事務職の人たち、家であまり動かないで静かに暮らしている方々に的を絞ってお聞きしているわけであるが、おそらく健康を害している人は正しい呼吸をしていないと思われる。（最初に書いた筋腫のAさんのところを見てください)。

昔と今、田舎と都会では呼吸の仕方も、空気の汚れ、酸素の量も全然違うように思われる。子どもの頃のように、元気に走り回ったり、運動をしたりして、きれいな空気を胸いっぱい吸っていた時代と、室内でじっとしていて浅い呼吸しかしていないだろうし、空気も汚れていて、当然、酸素を吸入する絶対量は、はるかに不足しているはずである。

食べ物をエネルギーに変えたり、生き生きした血液を作るためには、酸素を大量に必要とする。

『血がたぎる』、『血が燃える』、『血気盛ん』、『熱血児』などの言葉があるが、こういう時は酸素を大量に吸入して燃やしていて、当然、健康な状態である。

反対に『顔色が悪い』、『気分が乗らない』、『やる気が起こらない』、『身体がだるい』、『身体が重たい』などの時は酸素の血中量は、うんと減っているはずである。

こういう状態の酸素不足を続けていれば、必然的に病気をすることとなる。こういう時こそ、意識した呼吸が必要で、深呼吸をしっかりすることである。

呼吸法 (気功) を覚えて、肺を広げ、おおらかな呼吸ができるようになると元気が湧いてくるし、継続することによって健康体を作ることができる。

・足の裏からの呼吸法

樹齢何千年という杉の木は大地深く根を張り、大地の気を思い切り吸い上げて、天高く伸び、枝や葉を一面に広げて、いっぱいに天の気を吸入している。

人間も動物も植物も、天と地の間に生かされているので、同じ次元で考えてみると、大地に接している足は木の根と同じような働きをしていると考えられる。そして頭部は木の枝や葉に当たるとも思われる。

とにかく、古代中国の気功家たちはこのようなことを考え、大地と天からの気を、足の裏からと頭部からの呼吸法を考え出し、実践してきたのであろう。

古代中国の思想家荘子は「真人の息は踵《きびす》（かかと、足の裏）で呼吸し、一般大衆は喉で呼吸している」と言っているが、なぜであろうか。

それは次のように説明をすれば理解してもらえることと思う。

人間が病気をして死に瀕している時、あるいは衰弱しきった時は、「ヒィヒィ」言って喉で呼吸をしている。あるいは肩でハァハァと息をしている。その時の呼吸は速く浅い呼吸である。

健康な人は胸でおおらかな深い呼吸をしている。眠っている時はもう胸ではなく、おなかの呼吸になる。そして荘子の言う呼吸法はさらに下腹・丹田の位置になり、足の裏から大地の気を吸い上げていくのである。

身体が弱っている時、病気をしている時ほど、上の方（喉）で呼吸し、健康で体力が充実している時ほど、下の方（踵）での呼吸ということになる。

健康を維持するための良い呼吸とは、ゆったりとした深い呼吸で、樹齢数千年の大木の生命力は、大地の気を水と養分と共に吸い上げ、天の気を枝や葉から取り入れているように、私たち人間も『踵』や『頭部』からの呼吸を行うことにより、さらなる寿命をいただけるかもしれない。

（私は、中国の林阿龍大師より、この足の裏からの呼吸法を習い、二十年毎日かかさずに行っていて、足の裏や頭から気が入ってくるのがよくわかり、気力も充実している）

次に基礎呼吸法をわかりやすく書きますので実践してみてください。毎日休まずに継続することによって気が満ちあふれ、『気力』の素晴らしさを体感できるようになる。

・基礎呼吸法（腹式呼吸・逆式呼吸）

○まず肩幅と同じくらい足を広げ、足を平行にして立つ。

○下腹に両手を当て、人差し指と親指とをくっつけて逆三角形をつくる。
○舌先を上の歯の付け根のあたりに当てる。
○肛門を引き締め（引き上げるような感じ）、おなかを引っ込めながら息を吸う。その時、深くゆっくり大地の気を吸い上げるようなイメージで、足→背中→頭へと息を吸い上げていく。
○いっぱいに吸い上げたら、息を吐きながら顔→喉→下腹→足→大地へと降ろしていく。息を吐きながら下腹を突き出していく。下腹（下丹田）に気が蓄積される。

呼吸法には胸式呼吸と腹式呼吸があり、起きて活動している時は胸での呼吸となり、眠っている時は腹で呼吸をしている。

腹式呼吸には順式呼吸と逆式呼吸があり、順式呼吸は息を吸うと空気がおなかに充満するので、腹は出てくるし、吐くと引っ込む。

ここでは逆式呼吸を紹介したが、逆式は息を吸う時に意識的におなかを引っ込めていき、吐く時は意識的におなかを突き出していく。

逆式呼吸は順式呼吸より、効果は絶大なものがある。この呼吸法に型を入れていけば、さらに良い効果を発揮することができるが、呼吸法だけしっかりやっても素晴らしいものである。生き生きとした、燃えるような気の充実を体感できる。

・足の持つ意義

（続けて足の大切さ・意義を述べる。

前に⑪定年後のOさんのところで書いているので補足になるが、人間の身体の中で一番大切なものの問答で、絶対『足』だと言って諺から説明をした。足が大事という格言がたくさんあったが、満足・充足・不足・お足（お金）・足りないよ、そして今、補足と書いて「ああ、ここにもあったんだ」、やはり足が一番大切なものなんだ、と）

足は大地との接点、動物・人間は足を動かして行動をする。

足は内臓とも連動しているので、動かすことにより、腸も働き、大便を通じさせ、胃や膀胱を動かし、食欲を出させ、消化を活発にし、余分な水分の排出をし、血液の流れを良くする。

足を動かすことによって、気血の流れも活発になってくる。

足の裏や指先から『太陰脾経』・『少陰腎経』・『厥陰肝経』と気血の流れる道（経絡）が

三陰三陽経脈図

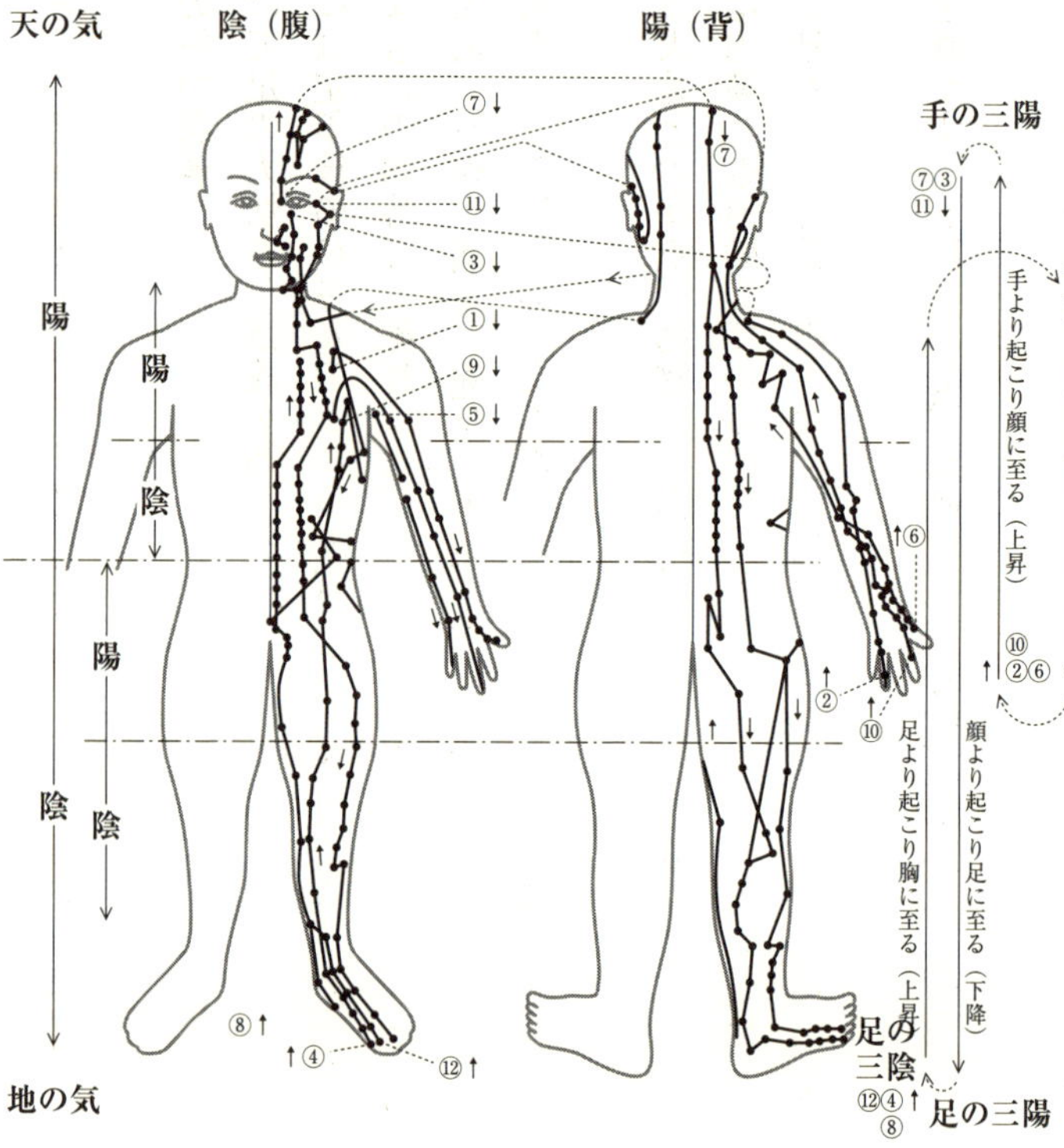

足の三陰	足の三陽	手の三陽	手の三陰	
4 足の太陰脾経	3 足の陽明胃経	2 手の陽明大腸経	1 手の太陰肺経	（順路）
8 足の少陰腎経	7 足の太陽膀胱経	6 手の太陽小腸経	5 手の少陰心経	
12 足の厥陰肝経	11 足の少陽胆経	10 手の少陽三焦経	9 手の厥陰心包経	
上昇	下降	上昇	下降	

あり、その道を通って『大地の気』が上昇して、脾臓・腎臓・肝臓の『陰の気』を充足させる。

『陽明胃経』・『太陽膀胱経』・『少陽胆経』の気血の流れる道（経絡）を通って『天の気』が下降し、胃・膀胱・胆囊の腑器の『陽の気』を充足させるのである。

だから、歩いたり、走ったり、跳んだりして、足の裏や指先を刺激し、運動することによって、脾臓（胃）・腎臓（膀胱）・肝臓（胆囊）の働きを活発にして、天地人・陰陽の気が和合して、健康体を作ることができるのである。

3　『未病を治《ち》す』診断と治療

『未病を治《ち》す』とは、自分自身の健康への意識や、次元を高めるための方法を、自らが作り出し、確信を持って実践することにある。

どんなにひどい病気――癌や難病に直面して死に瀕していても、今以上に悪くしなければ、絶対に死なないわけだから、その意識と信念を持って、良くなるための方法を着実に実行して継続していけば、必ず改善され良くなる。

病気は陽から陰の方向へ向かい、陰の極が死であるから、陰の方向へ行かない方策を自分自身がしっかり作り上げること、常に陽の明るい方を見て、その方法を実践し続けることである。

陰の暗い方を向いている時は病気が悪化しているわけであるから、その時はスイッチを切り替えて明るい陽の方を見るように心がけ、自分の意識に負荷をかけて、陽の気である気力を充実させることにある。

病気は自分自身が作るものであるから、必ずその原因があり、その原因を見つけ出し、その原因となるものを取り除くことがまず必要である。

身体に悪いことをしたから病気になったわけだから、悪いことは全部やめて、身体に良いことをたくさんすれば、完全に病気はなくなるし、『病気の環境を自分が作ったから病気になったのだから、その病気の環境を壊せ』である。

『未病を治す』という意識を自分の心の中に確立し、実践し続けることの意義を熟慮し行動しなければならない。

未病とは、いまだ病まずで、病んでいないのだから、その病気をしていないのを治すということは、病気をしないように常々養生をして健康体をつくることが本来の意味であるが、病気としてまだ認識されていなくても、すでに放っておくと病気になる症状なり環境を作っているので、やがて病気として現れてくる。そこで、発病しないように先々の養生をしっかりして病気を未然に防ぐことである。

たとえ、末期の癌などで生命の危機にさらされていても、そこにも未病の考え方は当然あるわけで、自分自身が意識して、体力や気力を高めたり、環境を変えたりすることによって奇跡的に生還し、改善される場合が多々ある。

癌などの病気を治すことを考えて治療しても病気は治らない。病気はどんどん現在進行していっているのだから。――その進行をやめ、改善するのは、体力や自分自身が持っている自然治癒力をいかに高めて病気に立ち向かっていくかにある。

そこに未病を治すという真の治療法があるのである。

・診断と治療

常に自分自身に問いかけて健康状態をチェックする必要がある。

そういう習慣が身についていれば、健康への意識も高まり、自然と養生ができるようになる。先々の養生が病気をしない健康な身体をつくる第一義的なものである。

漢方の診断・治療の考え方は中庸の徳を説いていて、『過ぎてもだめ、不足もだめ』、陰と陽のバランスを保つことにある。

未病を治す診断法は五つの基本原理が根底にあって、その上で、次のことを考えてみると理解することができよう。

①早寝早起

朝早く目が自然に覚めて、目覚めが良く、頭がすっきりしていて、疲れが残っていないこと。鼻歌が出てくるくらい気分が良いことが健康の目安。夜型で毎日一時、二時過ぎまで起きている人は陰の気が強過ぎているから、陰の固まる病気になりやすい。

子宮筋腫・卵巣嚢腫・子宮癌・肝臓病・肝臓癌・腎臓病等に要注意。

②体型

自分の一番調子の良い時の身長・体重を保つこと。痩せ過ぎ・肥え過ぎ、腹満《ふくまん》（腹がぽってり出ている）、首回りが太い、体のたるみや下垂はよくない。

痩せ過ぎは胃腸病、精神・神経の病、パーキンソン病、白血病

肥え過ぎは高血圧症、心臓病、糖尿病、脳卒中、大腸癌、肝臓癌

首回りが太過ぎると脳梗塞、等に要注意。

③冷え症

夜中に小便に二～三回以上行く人。

膀胱炎、腎臓病、心臓病、胃腸病、子宮癌、前立腺癌等に要注意。

④熱湯《あつゆ》
特に熱い風呂にゆっくりつかりたい人は脳卒中、心不全等に要注意。

⑤顔色
赤い――心臓病、血管・血液の病気（心筋梗塞、脳梗塞）等
白い――肺病、喘息、皮膚病、アレルギー等
青い――肝臓病、肝硬変、肝臓癌、胆石、眼病、筋肉の病等
黄色い――脾臓と胃の病気、手足に力がなくなる、パーキンソン病、胆石等
黒い――腎臓病、膀胱癌、腎不全、等に要注意。

⑥性質
よく笑う――心臓病、血管の病等
よく悲しむ（涙もろい）――肺・呼吸器の病、喘息、アレルギー、皮膚病等
怒りやすい――肝臓病、目・肩・筋肉の病
心配症（くよくよ考える）――脾臓・胃の病、手足に力がなくなる、パーキンソン病
恐れる（こわがる・おどおどする）――腎臓・膀胱の病、骨の病、ヘルニア等に要注意。

未病を治す治療法は五つの基本原理の貫徹にある。

『太陽をしっかり浴び、太陽の陽気を充分に吸入すること』、『汗ばむくらい早足で歩くこと』、『大自然の山や海によく出かけていき、自然の気を吸入すること』、『食べ物は生きた気のあるものを食し、その気を体内に取り入れること』、『呼吸は常に意識して深い呼吸をすること』、――これらを徹底して実践することにある。

大自然の恵みである太陽の陽気や、大地が育んだ食べ物の生気を十分に取り入れることによって、気力や治癒力を高め、よく歩いたり運動したり、深い呼吸をして、体力を高め、一方では自分自身の『体内の病気の環境破壊を徹底すること』である。

癌や難病で苦しんでいても、どんなに体力や気力がなくなっていても、どんなにつらくても、これだけは絶対にやらなければならない。死に直面している時ほど、気力をふりしぼって立ち向かっていくことによってのみ、生は可能となる。

・癌と難病の対策と治療法

悪性新生物（癌）の平成十九年の部位別死亡数は、男では肺・胃・大腸・肝の順に多く、女では大腸・肺・胃・膵・乳房・肝の順に多い。大阪府年間全死亡者数六万八千六百四十八人中三三％、二万二千六百七十九人が癌による死亡者。

生涯のうちに癌にかかる可能性は男が二人に一人、女は三人に一人と推計している（厚労省）。

肺癌――たばこの吸い過ぎが原因であると一般的に言われているが、都会の空気の悪さ、特に排気ガス等に発癌性などの問題がある。きれいな空気を吸うことを一番に考え、山や海などに行き、深い呼吸をすること。森林で植物や木々から出る揮発性の物質（フィトンチッド）は、殺菌作用など有効成分が多い。山や海には殺菌作用が強いオゾン（O_3）も多い。

食べ物は血液をきれいにするもの、肺の働きをよくするもの、こぶなどの固まりを分解させるものを食べる。

主にたくさん食べるものは、胚芽米・赤小豆（色が黒っぽい小さなあずき）・緑豆・白ごま・酢・白ねぎ・にんにく・生姜・蓮根・昆布。

肉や魚などの蛋白質は癌細胞を作る原料となり、癌細胞の増進になるので、極力減らすことが必要。また蛋白質を体の中で分解して出来るアミンという物質は発癌物質の主役といわれている。

動物性脂肪・白砂糖・食品添加物などの薬品を極力控える。

胃癌――暴飲暴食・甘い白砂糖の入った食品・塩辛い漬物や塩魚・お茶漬・ビールなどの冷たい飲み物・熱い飲み物・加工食品の摂り過ぎ・ストレスが主な原因なので、これらをやめる。

食べ物は胃を温め、補う食べ物・こぶなどの固まりを解するものを食べる。

主に食べるものは、梅干し・とうもろこし・そば・赤小豆・緑豆・えんどう・ごま油・とうふ・もち・酢・ねぎ・にら・にんにく・大根・人参・生姜・里芋・山芋・蓮根・昆布。

大腸癌――特に動物性脂肪の摂り過ぎにより、大腸の中の細菌によって、発癌物質（デオキシコール酸）をつくる。冷たいビールなどの飲み物の飲み過ぎ・腹満（肥満）で腹に脂肪のつき過ぎなどが原因。腸の宿便をとり、腸壁を強くするために野菜・根菜類をたくさん食べる。
主に食べるものは胚芽米・うどん・とうもろこし・そば・大豆・赤小豆・緑豆・白ごま・ごま油・豆腐・酢・酒・人参・ちさ・葛・里芋・山芋・なすび・蓮根・昆布。

肝臓癌――胃癌・大腸癌と原因はほぼ同じであるが、特に腹満（肥満）により脂肪肝・肝硬変・肝臓癌と変化も考えられる。

夜おそくまで暴飲暴食し、特に味が濃く、塩辛いもの・脂濃いもの・冷たいビールやウイスキーの水割りなどを大量に飲み食いし、肝臓に過度の負担をかけるとなりやすい。

また洋菓子・菓子パンなどに大量に使われているバターも原因の一つ。

血液を汚す味の濃いもの――砂糖・塩・醤油・薬品・常温で固まる脂肪（ラード・ヘット・バター・マーガリン・チョコレート）と大量の冷たい飲み物は禁物である。これらが主な原因であるから、断食をするくらいの気持ちで、質の良い食べ物を少量食べ、体を温める飲み物・食べ物を食すること。

主に食べるものは胚芽米・とうもろこし・黒大豆・赤小豆・緑豆・えんどう・ごま・みそ・豆腐・酢・にら・大根・人参・里芋・山芋・蓮根・昆布。

膵臓癌――糖分の摂り過ぎにより、膵臓に重い負担をかけ続けたのが主な原因。特に缶ジュース・缶コーヒー・コーラ・炭酸飲料水等、砂糖や化学薬品を大量に使用している飲み物。ビールや水割りのウイスキーなど冷たい飲み物・洋菓子・和菓子・菓子パン・アイスクリーム・チョコレートなど砂糖を多く含む食品を大量に飲食したことが原因として考えられる。

また、ラーメン・うどん・果物も糖分が多いので、摂り過ぎも問題がある。

膵臓癌は陰の極の病気なので、なかなか早期発見も難しいようだ。わかった時は手のほどこしようのない状態が多いようである。しかし、良くなる可能性はあるはずだから、徹底した養生をすべきである。戦うということは気力をふるい立たせて、悪いことを全部やめて身体に良いことを確実に実行することである。

主に食べるものは、胚芽米・とうもろこし・そば・大豆・黒大豆・赤小豆・緑豆・ごま・ごま油・みそ・酢・ねぎ・にら・大根・人参・牛蒡・里芋・山芋・蓮根・昆布。

乳癌・子宮癌――動物性脂肪の摂り過ぎにより、女性ホルモン、プロラクチン（発癌物質）の分泌が増える。だから、ラード・ヘット・バターなどの脂肪を大量に食べることによって、自分自身で癌を作り出していると言える。

女性の乳癌・子宮癌・肝臓癌は肥満とも関係がある。また未婚で子どもを産んでいない場合も起因の一つになる。

（対策と食べ物は肝臓癌の項目を参考に）

その他の癌や難病――前立腺癌・膀胱癌・腎臓癌は特に下半身の冷えが主因の一つと考えられる。歩くこともあまりしないで、跳んだり跳ねたりもしないで、汗をかくのも少ない人、冷える食物・冷たい飲み物、砂糖・塩・脂の摂り過ぎも原因となる。漢方の診断では冷えのために下半身に水毒が溜まり、その水は腐ってきて、そこに菌が発生し、巣をつくり、こぶ（癌）をつくると考える。

したがって、治療は全く逆の生活をすればよいわけで、跳んだり跳ねたり、走ったり、早足でたくさん歩いたりして、下半身をとにかく熱くすること。体を温める飲食をすること。固まるということは陰の方を向いているわけだから、とにかく緩めるように陽の方向への生活をすることである。

前立腺癌や膀胱癌は特に老人に多い。だからじっとしてないで若者のように身体を動かして産熱をつくり、鍛えることが最も良い治療法である。

脳卒中や脳梗塞にしても原因はほとんど同じで、下の方で詰まれば上の頭で詰まる。人間は血液や気が滞りなく流れているから生きているわけであるから、どこで詰まっても停滞してもだめである。血管を一本の管とみて、心臓より血液や気を、手・足・脳や全身に送っているのであるから、途中の足や下半身などで、冷えのために流れが悪くなってきたら脳の方にも影響が出ても当然である。

主に運動不足の食べ過ぎが原因で、そのために肥えて、ぽっちゃりした体型になった人が脳卒中や心筋梗塞などの血管の病気となる場合が多い。また反対に痩せ過ぎの人にも全く同じである。冷える食べ物・冷たい飲み物・お茶などの飲み過ぎの生活をしてきたために、胃の働きが悪くなり痩せたわけで、肥え過ぎも痩せ過ぎも、最初に書いた原因が主であることに、かわりはないのである。

部位別悪性新生物死亡

男は肺がん、女は大腸がんが最多

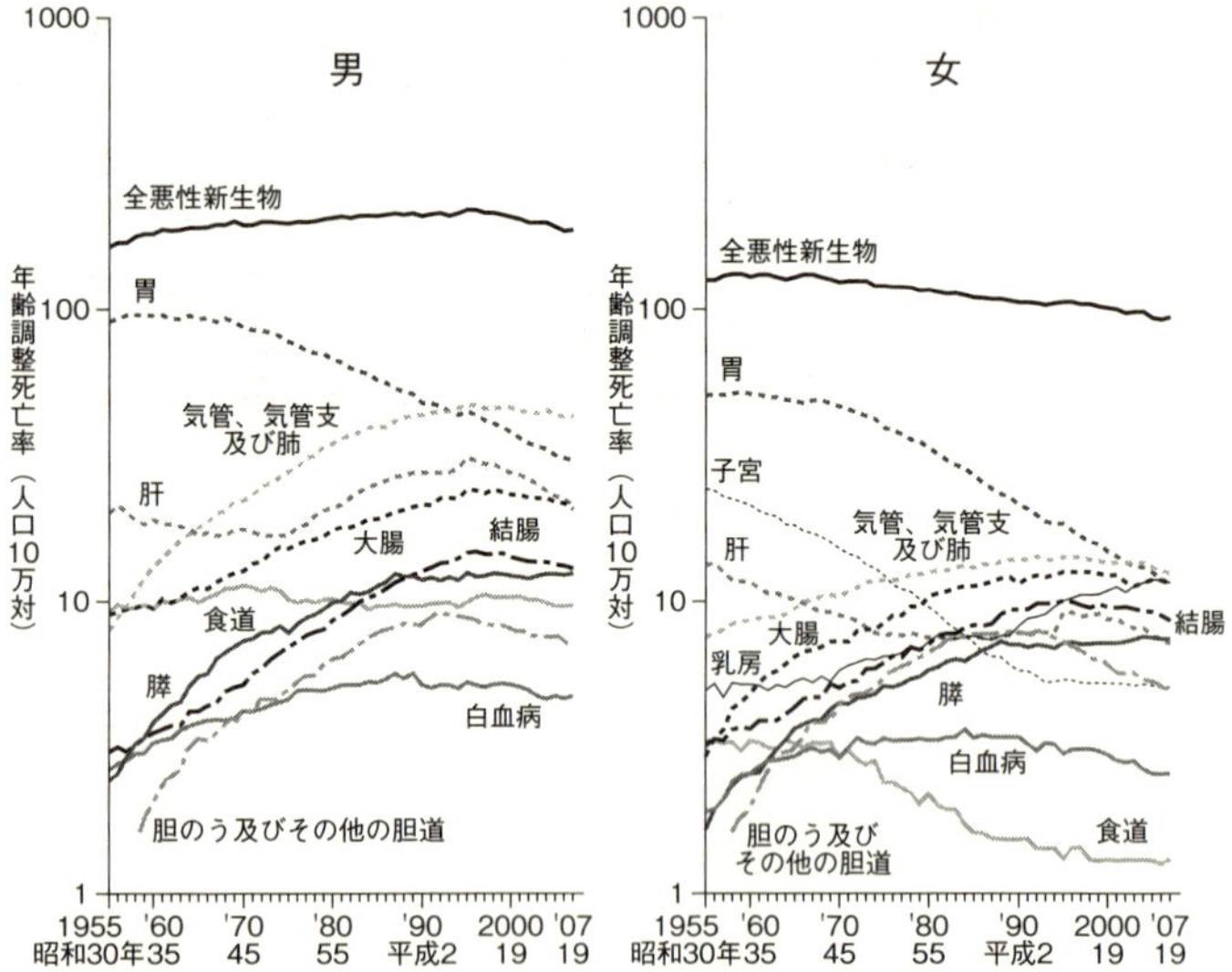

資料　厚生労働省「人口動態統計」
注　　年齢調整死亡率の基準人口は「昭和60年モデル人口」である。縦軸は対数目盛り。
　　　大腸は、結腸と直腸S状結腸移行部及び直腸を示す。ただし、昭和40年までは直腸肛門部を含む。
　　　結腸は大腸の再掲である。肝は肝及び肝内胆管である。

悪性新生物は昭和56年以来、第1位の死因であり、死亡数・粗死亡率は一貫して上昇している。平成19年の部位別死亡数は、男では肺、胃、大腸、肝の順に多く、女では大腸、肺、胃、膵、乳房、肝の順に多い。年齢調整死亡率をみると、胃は男女とも低下傾向であり、これには生活様式の変化と早期発見・治療などが要因として考えられる。大腸は男女とも昭和30年代から長期的には上昇し、近年は横ばいだが、女性では平成15年から最多部位となっている。肺は男女とも顕著に上昇し、昭和30年と比べると男では5.6倍、女では4.2倍となったが、近年は微減傾向である。女の乳房が上昇しているのに対して、子宮は低下している。胆のう及びその他の胆道の悪性新生物は、近年、男女ともやや低下傾向にある。

死亡の国際比較

胃がんは高率、虚血性心疾患と乳がんは低率

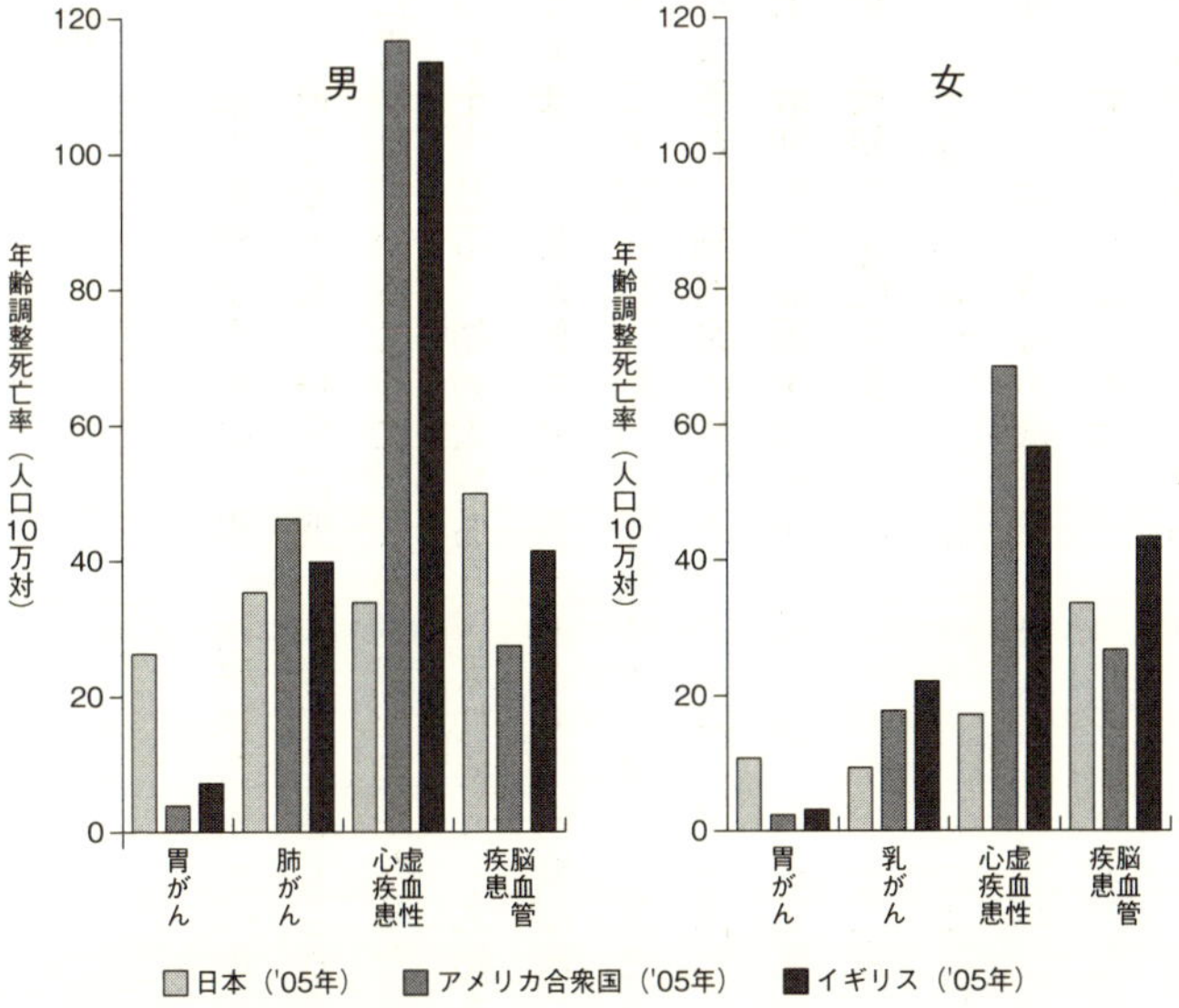

資料　WHO「Mortality Database 2008」
注　　年齢調整死亡率の基準人口は「世界人口（5歳階級）」である。

年齢調整死亡率を欧米と比較すると、日本は男女とも胃がんが高く、肺がんが低く、女の乳房も低い。近年、日本はこれらの違いが縮小する方向に推移し、がん死亡の欧米化といわれている。虚血性心疾患は、日本がとくに低い。現在まで上昇傾向は認められていないが、生活様式の近代化に伴う将来の上昇が懸念される。脳血管疾患は、1970年代前半まで著しく高かった。現在は大幅に改善されたが、男は依然高い傾向にある。

年齢階級別死亡率は、日本は1～4歳で若干改善の余地がある。溺死及び溺水による死亡率は、他の国と比べて65歳以上で極めて高い。自殺死亡率は先進国の中では高く、特に55～64歳階級で高い。

おわりに

私は五つの基本原理をもとに、現代に生きる人々の現代病を書いたが、人間本来の理想の生き方とは何ぞやと常に自分に問いかけて生きてきたように思う。

『素問』に書かれているように、この地球を誕生させた宇宙も、最初は何もない無の世界で、無から有を生じる、初め太易あり、太初あり、太始あり、太素ありと、気がないところから気が始まり、形が始まり、質が始まり、物質が出来ていったと説明している。

科学者も、この宇宙は、約百五十億年前に無から生まれたと推定し、約四十六億年前に太陽系が形成され、銀河系の片すみで、太陽が輝き出したと言っている。地球誕生は約四十六億年前、最初の生命誕生は約四十億年前、人類誕生は約五百万年前と推定している。そして人類が最初の文明を築いたのが、わずか数千年前のことである。

上古天真論で述べられている上古の時代、人類の生活が初期の頃の大昔、「この文明が始まった頃の人々は、みな百歳まで生き、しかも動作は衰えない。今の人は五十歳になるやらならずで衰えてしまうのはなぜなんだ」と皇帝が岐伯に問うているのは本当に興味深く思う。今も昔も養生の大切さはわかっていても、その真理を探究し、実践することはなかなか難しいようである。

でもどんなに難しくても、できなくても、この養生法は絶対にやらなくてはいけないことなのである。なぜかと言えば、やるのとやらないのでは、寿命にかかわることで生死の問題である。『いつまでも、健康で、若く、美しく』いたいからである。

だったら「太陽に生かしてもらいなさい」、「動物らしく動き回りなさい」、「生きた生気のある食べ物を食べなさい」、「呼吸も大自然の気をもっともっと吸入しなさい」と、これは基本原理なのである。

現代人は頭が良く、よく勉強し、知識は豊富である。でも知っていてもやらない、良いこととわかっていても実行しない人があまりにも多いように思われる。これも現代病なのかと笑ってすまされる問題ではなさそうである。私は、これは太陽がすべての生命を育んでいるので、遵守すべき第一義的なものと思っている。

未病医学の考え方も、この上古の時代のもので、医学の究極の目的は『医無きにしかず』で、病人や病気のない世界を作ること。また、争い事もなく、裁判所も雑草が生えて訴えに来る人もいない、そういう社会であるとしている。また『食』についても、この時代には食医がいて、いつも皇帝の横についていて、医者の中でも一番位が高く、皇帝の健康も長寿も司っていた。また、ギリシャの医聖ヒポクラテス（前五～四世紀頃）は、西洋医学の父ともいわれているが、彼は「食べ物を汝の医者にも医薬にもせよ、食べ物で治せぬ病気は医者でも治せない」と言い切っている。

そしてさらにここに私は付け加える。現代人が昔と大きく違うことは呼吸をあまりしていないということ、空気を吸う量が少ないのではなかろうか。あまり動き回らないから、事務所などでじっとしているから、肺が少ししか動かない。昔の人は動物的によく動き回っていたから空気の吸入量も多かったはずである。

身体のエネルギーを生み出すのは、酸素が食べ物を燃やすからで、酸欠の状態では健康を維持することはできない。

今、韓流映画が日本でブームになっているが、ヨン様が敗血症になったとか、タレントの○○さんが白血病で死んだとか、血液の異常で起こる病気が多くある。アレルギーもそうだろう。韓国で、ひそかに人気が出た映画が、田舎で老夫婦と牛だけの生活をのんびり描いた作品だそうで、現代人は貪欲になりすぎ、忙しすぎていると監督は警告をしているし、人々が現代の物質文明のむなしさを感じ、自然への回帰を模索し出したのではないだろうか。

私のところに治療に来ているA・Kさん（独身・四十三歳）は公務員で、事務の仕事をしている。彼女は婦人科で二度、子宮筋腫などの手術をしている。頭も良く、知識もあり、役所ではエリートである。しかし自分の身体のこと、養生のことなど全然わかってない、養生もしていない。これから年を重ねるごとに体力も弱り病気して、定年を迎える頃には生命もなくなるかもと心配もする。なぜ貪欲に仕事をするのだ。そこそこの財を残しても、使う間もなく死んでいくとしたら、あわれで何のための人生だったのだと思う。彼女のような人が都会には多過ぎるように思える。

私の掲げる五つの基本原理を皆様方が理解し実践して、健康で幸せな人生を送ってほしく思う。そして願わくば、あなた方が大切な周りの人たちにお伝えしていただきたい。周りの人々へ伝えることにより、あなた自身の意識もさらに高まり、みんなが健康になることによってさらなる発展があり、『真の医学』が習得でき、病気のない健康社会をあなたの手によって創り上げることができると確信する。

『無から有を生じる』、今、私が気を起こしました。気が始まったのです。それをあなた方が形にしてください。そして質を高めて真の健康と幸福・平和を築き上げてください。

皆々様のご健康とご多幸をお祈りいたしています。

二〇一一年一月

寄井鴻一

注記

（注1）厚生統計協会、国民衛生の動向2009より。

（注2）アマゴ―関西の呼び名。関東ではヤマメ（山女）。渓流にすむサケ科の魚。

（注3）傷寒論―張仲景（一四二年〜二二〇年）の書。発病より死に至るまでの症状と薬方を、太陽病、少陽、陽明、太陰、少陰、厥陰病として記述。

（注4）昆布―体の中に出来るできもの、水腫などの固まりを溶かす働きがある。
大豆―大腸の働きを良くし、大便の出を良くする。
日本茶―次ページで説明。

（注5）太陰病―脾臓の虚寒、主証は腹満して吐いたり、食べたものが消化しないで下に下らない、下痢がひどい、腹痛など。

（注6）労宮―手のひらの中ほどにあるつぼ。中指を曲げて当たるあたり。

（注7）望診―漢方の診断方法、四診の一つ。

（注8）メジロ―関西での呼び名。ツバス、ハマチ、メジロ、ブリと成長するごとに名が変わる。

（注9）任脈―体の腹側の正中線を流れる脈で、子宮と密接な関係がある。
太衝の脈―腎脈と衝脈がつながり、月経がくる。

（注10）陽明の脈が衰え―陽明胃経、胃経の気の流れが弱まってくるので、食物を十分に消化吸収できなくなる（太陽膀胱経、少陽胆経）。

天癸―陰精。
（注11）瀉の治方―邪気を追い出す、陽気の蓄積を下す鍼や薬の治療。
（注12）瘧―一定の時間を置いてマラリアのように寒気・震え・高熱を発する病気。
（注13）痿厥―咳込んで筋が萎えて弱ってくる病気。
（注14）温病―風邪で発熱して喉が渇き、寒気はしないもの。
（注15）三焦―体全体を一つの袋と考え、上焦、中焦、下焦の三つに分けて、上焦は胸から上、中焦は胸から腹、下焦は腹から下の、それぞれの働きを持つ腑と考える。
（注16）角―中国の発音。
（注17）七損八益―『上古天真論』の男女の発育に関する法則。女子は「七」を基数とし、月経が下るために『損』という。男子は『八』を基数として精気が充満するため「益」という。
（注18）人事―霊蘭秘典論に心は君主の官、肺は宰相、肝は将軍の官などとして臓腑の機能を官職に例えて各臓腑が人体において異なった働きをしていることを説明している。
（注19）五行相剋の関係で説明している。
（注20）平旦―日の出、日中―正午、黄昏―たそがれ時、合夜―日暮、鶏鳴―空が白む頃。
（注21）生成数八―天一は水を生じ、天二は火を生じ、天三は木を生じ、天四は金を生じ、天五は土を生じ、それぞれに土の五を加えて完成する。万物の生化作用が起きる―天三は木を生じ、土の五を加えて生化して地八が完成する。
（注22）已（イ）―すでに、もはや、やむ、終わる、すむ。

巳（シ）―東南、ヘビ（ミ）。

己（キ）―もと、おのれ、自分。

（注23）難経―漢の時代に扁鵲（へんじゃく）の名で記されている。

（注24）証―病気の症状を正しく分別して整理をしたもの。

（注25）神農―炎帝神農（紀元前二七三七～二六九七年）といわれ、漢方薬の神様とされる。司馬遷（しばせん）の『史記』（しき）によれば「神農ははじめて農具を作り、農耕を創始したり、日を定めて市を開いて物資を交易することを人々に教え、鞭で草木を打ってその味をなめて調べ薬草を発見した」と記されている。上薬（君薬）百二十種、中薬（臣薬）百二十種、下薬（佐使の薬）百二十五種に分類している。

参考文献

『本朝食鑑』人見必大・島田勇雄　東洋文庫

『荘子』福永光司　中公新書

『黄帝内経素問』石田秀実監訳　東洋学術出版社

『漢方医学の基礎と診療』西山英雄　創元社

『ニュートン』辻行人　株式会社ニュートンプレス

『国民衛生の動向』厚生統計協会

〈著者プロフィール〉

寄井　鴻一（よりい　こういち）

昭和16年熊本県生まれ。

幼少期を長崎市で過ごす。

昭和35年長崎県立猶興館高等学校卒業。

大阪で就職、サラリーマン時代を過ごした後自営。春光苑漢方研修会で農学博士・久保利夫奈良女子大教授、農学博士・粟島行春先生の薬草学・漢方古典医学を学ぶ。その後中華民国で若石健康法、林阿龍大師の気功を学ぶ。

食医研究会主幹、池田市教育委員会の委嘱を受け公民館講座講師、朝日カルチャーセンター神戸と千里・川西教室の講座講師として『足の健康法と気功』、『おもしろ雑医学講座』、『素問』講座、池田市総合スポーツセンターで『保健養生気功』の指導にあたる。

大阪市北区にて陽源漢方養生院を経営。

古典医学が好きで、黄帝内経『素問』、『霊枢』、『難経』、『傷寒論』、『金匱要略』、『万病回春』、『本草綱目』、『薬性能毒』などの書物を読みあさり、自然の摂理・真理の探究に生涯研鑽していきたく思っている。

1972年春光苑漢方研修会漢方修士、1992年国際若石健康研究会マレーシア世界大会で研究発展賞を受ける。

著書『おもしろ雑医学』（近代文芸社）

☆連絡先
陽源漢方養生院
〒530－0016
大阪府大阪市北区中崎１丁目６－17－301　松一ビル
TEL 06－6374－0513

癌・難病におさらばする、決定版養生法

2011年２月８日　初版第１刷発行

著　者　寄井 鴻一
発行者　韮澤 潤一郎
発行所　株式会社 たま出版
〒160-0004 東京都新宿区四谷4－28－20
☎ 03-5369-3051（代表）
FAX 03-5369-3052
http://tamabook.com
振替　00130-5-94804

印刷所　神谷印刷株式会社

ISBN978-4-8127-0316-8　C0011